初診外来で困らない！

呼吸器内科
鑑別診断
スキルアップ。

長 澄人 編集
大阪府済生会吹田病院
日本呼吸器学会臨床諸問題学術部会

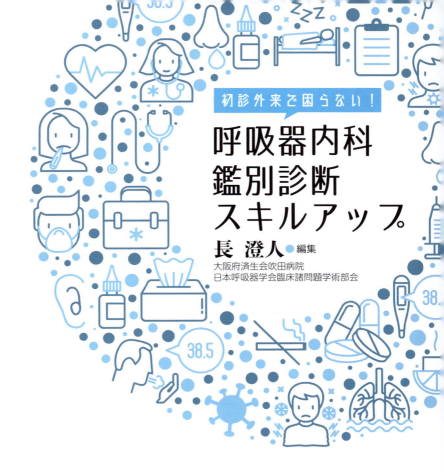

中外医学社

■執筆者（執筆順）

中村　孝人	星が丘医療センター呼吸器内科部長/総合内科部長
長坂　行雄	洛和会音羽病院　洛和会京都呼吸器センター所長
髙橋　雅士	友仁会　友仁山崎病院病院長
喜舎場朝雄	沖縄県立中部病院呼吸器内科部長
根本　祐宗	帝京大学ちば総合医療センター　血液・リウマチ内科
青島　正大	亀田総合病院呼吸器内科主任部長

序文

　初期臨床研修医やレジデントで「呼吸器疾患は難しい」という印象を持つ方は比較的多いかもしれない．呼吸器疾患は，感染症，腫瘍，びまん性肺疾患，喘息・アレルギー，COPD，膠原病，多くの希少疾患など極めて多岐に亘り，診療に当たっては超急性期から慢性期，終末期まで様々な段階に対応しなければならない．

　呼吸器初診外来では，どの疾患のどのような段階で患者が受診するかわからないため初期対応に苦慮することも多く，ついCTほかの様々な検査に頼ることになりやすい．しかしながら，つい疎かにされがちな問診や身体所見は理論的に注意深く行えば極めて多くの情報を得ることができ，不要な検査を省くことによってコスト削減にも繋がる．ただし，例えば「聴診」に限ってもLaennecの聴診器発明以来200年に亘る膨大な知見の集積があり，それらを十分に活用することが求められる．また，初診当日に撮ることのできる胸部単純写真も系統的にきちんと読影することでCT他の画像検査を減らすことができる．外来で一般的に行える採血や肺機能検査も十分活用すべきであろう．

　本著は日本呼吸器学会：臨床諸問題学術部会の委員を中心に執筆をお願いした．臨床諸問題学術部会は内視鏡，画像，聴診を主とした身体所見，職業・環境関連疾患，禁煙，移植，緩和医療ほか極めて広範な領域を担当しているが，若手医師の教育も重要なミッションと考えている．問診，聴診を中心とした身体所見，胸部単純写真，および外来での検査について臨床の第一線で教育にも熱心に取り組んでおられる先生方に実際の症例も提示しつつ解説していただいた．また，感染症を疑う場合は迅速な対応を求められることも多いため，別に一項を設けた．

　本著が呼吸器専門医を目指す若手のみならず教育に携わる指導医にとっても有効な道しるべとなれば幸いである．

　2019年3月

大阪府済生会吹田病院副院長
日本呼吸器学会臨床諸問題学術部会長

長　　澄人

目次

Chapter 1 ▶ 問診 〜 今日1日でどれだけのことができるか？ 〜 〈中村孝人〉 1

1. 総論 ……………………………………………………………………………… 4
　1）患者–医師関係の構築（Patient Engagement）について …………… 6
　2）情報収集と要約（Patient Presentation）について ………………… 7
　3）System 1 診断 ……………………………………………………………… 10
　4）System 2 診断 ……………………………………………………………… 10
　5）診断エラー ………………………………………………………………… 11
　6）診療の Tips ………………………………………………………………… 13

2. 各論 ……………………………………………………………………………… 18
　症例① ………………………………………………………………………… 18
　症例② ………………………………………………………………………… 20
　症例③ ………………………………………………………………………… 22
　症例④ ………………………………………………………………………… 23
　症例⑤ ………………………………………………………………………… 26
　症例⑥ ………………………………………………………………………… 28
　症例⑦ ………………………………………………………………………… 29
　症例⑧ ………………………………………………………………………… 30

Chapter 2 ▶ 身体所見（聴診を中心に） 〈長坂行雄〉 35

1. 視診とバイタルサイン ……………………………………………………… 36
　1）呼吸状態の見方 …………………………………………………………… 37
　2）バイタルサイン …………………………………………………………… 38
　3）脱水かうっ血か？ ………………………………………………………… 39
　4）浮腫 ………………………………………………………………………… 41
　5）チアノーゼ ………………………………………………………………… 44
　6）頸静脈怒張 ………………………………………………………………… 44
　7）発汗 ………………………………………………………………………… 44

8）ばち指 ……………………………………………………… 44

2. 触診，打診 …………………………………………………… 45

3. 聴診 ………………………………………………………… 48

1）肺音（呼吸）音の表記と意味 …………………………… 48

2）呼吸音の発生機序からわかる聴診の仕方 ……………… 49

3）聴診器の構造と選び方 …………………………………… 50

4）聴診器の持ち方 …………………………………………… 51

5）肺胞音と気管支音 ………………………………………… 53

6）副雑音 ……………………………………………………… 54

7）連続性ラ音 ………………………………………………… 55

8）ウィーズとロンカイ，ランブル ……………………… 55

9）クラックル ………………………………………………… 58

10）その他の雑音 ……………………………………………… 59

11）肺聴診のトレーニング …………………………………… 59

Chapter 3 ▶ 画像（胸部単純 X 線写真を中心に）　〈髙橋雅士〉 63

1. X 線写真が胸部と相性がいい訳は？ ……………………… 63

2. どこでも CT，とりあえず CT ……………………………… 65

3. 胸部単純 X 線写真はなくなるのか？ ……………………… 65

4. 胸部単純 X 線写真は誰が読む？ …………………………… 65

5. Q&A アプローチ ……………………………………………… 66

Q1　胸部単純 X 線写真・CT は診療の中でどのように使うべきでしょうか？ … 66

Q2　胸部写真が正常と言えるためのチェックポイントを教えてください …… 68

1）気管 ………………………………………………………… 68

2）肺門 ………………………………………………………… 69

3）肺野 ………………………………………………………… 72

4）肺縦隔境界線 ……………………………………………… 74

5）横隔膜 ……………………………………………………… 77

6）骨構造 ……………………………………………………… 78

Q3　胸部単純 X 線の読み方の基本について教えてください ……… 79

1）読む順番を決め，常にそれを使う ……………………… 79

2）過去の写真があれば必ず比較する ……………………… 80

3）隠れた肺野を意識して読む ……………………………………………………… 80

Chapter 4 ▶ 検査 ― 外来検査でわかること ― 〈喜舎場朝雄〉 85

1. 血液検査 ……………………………………………………………………… 85
　1）血算 ……………………………………………………………………………… 85
　2）生化学検査 ……………………………………………………………………… 85
2. 尿検査 …………………………………………………………………………… 87
3. 喀痰検査 ………………………………………………………………………… 87
4. 心電図 …………………………………………………………………………… 88
5. 呼吸機能検査 …………………………………………………………………… 90
　症例① ……………………………………………………………………………… 91
　症例② ……………………………………………………………………………… 92
　1）呼吸機能検査の基本と意義 ………………………………………………… 93
　2）フローボリューム曲線 ………………………………………………………… 95
　3）気管支喘息の呼吸機能検査解釈のポイント ……………………………… 96
　4）慢性閉塞性肺疾患の呼吸機能のモニタリング …………………………… 96
　5）特発性間質性肺炎における呼吸機能検査の活用方法 …………………… 98
　6）拡散能力の評価 ………………………………………………………………… 100

Chapter 5 ▶ 感染症を疑うときの対処 ― 症例提示 ― 〈根本祐宗，青島正大〉 103

1. 総論 ……………………………………………………………………………… 103
　症例① ……………………………………………………………………………… 104
　症例② ……………………………………………………………………………… 105
　1）肺炎とは何か …………………………………………………………………… 107
　2）細菌性肺炎と非定型肺炎とは何か？ ………………………………………… 108
2. Host（免疫不全など） ………………………………………………………… 114
　1）免疫不全の種類 ………………………………………………………………… 115
　2）免疫不全の病態と特徴 ………………………………………………………… 116
　症例③ ……………………………………………………………………………… 119
3. Focus …………………………………………………………………………… 120
　症例④ ……………………………………………………………………………… 123

4. Exposure ·· 125
　症例⑤· ··· 127
5. Microorganisms ·· 128
　1）肺炎の起因菌別の頻度 ································ 129
　2）菌体ごとの特徴 ······································· 129
　症例⑥· ··· 131
6. 重症度診断と Empiric Therapy（市中発症肺炎としての意識づくり）··· 133
　1）Empiric Therapy について ························· 134
　2）具体的な抗菌薬をあげると ·························· 135
7. 非感染症との鑑別 ······································· 135
　症例⑦· ··· 137

　　索引 ··· 141

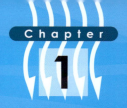

問診
～今日1日でどれだけのことができるか？～

➡ はじめに

　今後，超高齢化社会を迎えるにあたり，呼吸器疾患を抱える高齢者が激増する．高齢者は多様な問題を抱える．専門科によらず，疾患別の対応だけでなく，多様な問題に関して柔軟な視点や対応が求められる診療がより必要となってくる．そのような背景の中，正確で迅速な情報収集力をトレーニングする必要がある．

　診療力がある医師は「問診が能動的にできる」．問診力によって，今日1日でできることは大幅に変わってくる．問診力は臨床医として重要な技術であり，迅速な診断だけでなく，信頼関係構築，診断エラーの減少，さらには適正な無駄のない医療資源の活用にもつながる．

　以下［表1］に沿って説明する．

［表1］問診力アップの意義

- 迅速な診療ツール
    迅速に正確な診断を得るため精度の高い問診は重要である．
- 信頼関係構築のためのツール
    診断だけでなく，経過観察・コミュニケーション・患者-医師関係の構築のためにも問診は有用である．
- 診断エラーの減少
    的確な情報収集につながり，診断エラーの可能性が減少する．
- 適正な医療資源の活用

＊なお良質な問診を滞りなく行い，かつ質の向上のためには臨床経験と知識の絶え間ないupdateが必須．

Chapter 1 ▶ 問診 〜今日 1 日でどれだけのことができるか？〜

迅速な診療ツール

　迅速な診断のためには問診が必須である．効果的な問診によって70％程度診断がつくといわれている [1, 2]．診断のための問診事項は「患者背景」「誘因・要因」，「症候」に大別でき，外来診療での限られた時間においては，それらを能動的に問診する必要がある．

　同時に，病歴聴取によって得られた情報を時系列順に整理し，その時系列順に整理された情報から主訴や問題となっている臨床的コンテクストを「医師が選別選択」する．医師が問題と考えている症状を主訴や臨床的コンテクストとして医学用語に変換することが診断の重要かつ基本的な手順となる [3]．

　問診によって患者背景をつかみ，医師が選択した主訴に基づいて，病態や鑑別診断を想起しながら初期診断仮説を形成する．その仮説に基づいて，焦点を絞った身体所見や必要な検査を依頼する．その情報からさらに必要な問診を追加し初期仮説を進化させていく．問診力は迅速かつ正確な診断に必要である．

　背景や症候などの事項を能動的に問診すること，言い換えるならば訊く技術「history taking」は，普段の日常臨床から常に意識しておく．そのためにも問診時から信頼関係が構築できるように丁寧な態度で診療する必要がある．信頼関係が破綻した状態で診療が進むと，診断エラーの可能性が高くなり，迅速な診断ばかりか，診断が遅れることにもつながる．

信頼関係の構築のためのツール

　信頼関係の構築のためには，患者の来院理由やニーズさらには背景因子を理解し汲み取らなければならない．問診力（医師の口調や診療態度も含まれる）が高まれば，来院理由やニーズを迅速に察し，検討事項（≒問題点）をあげることができれば，患者満足度も高めることができるだろう．外来という時間に制限がある状況で能動的に問診できるという技術が患者ニーズを満たすためにも必要である．

診断エラーの減少

　臨床推論は，医療環境，心理的状況，ほか様々な因子によって影響を受ける．どのような状況で診断エラーが生じるのかを知っていることも正確な診断に至るために重要である．普段の日常診療から自らの診断エラーの可能性も意識しながら診療にあたり診断精度を高めてほしい．

➡ 適正な医療資源の活用

　丁寧な問診によって「的確な診断仮説」および「良好な信頼関係」が構築されやすく，医療資源の適正な活用にもつながる．逆に，的確な診断仮説がなく，良好ではない信頼関係であれば，検査乱発の傾向となり，検査を利用するはずが，検査に振り回される状態になり，費用および時間の浪費につながりかねない．また適正な医療介入への遅れにもつながる．信頼関係構築にもヒビが入る可能性もある．

　現在，様々な高価な検査，治療が日進月歩で開発されている．その適正利用のためにも診断力が今後さらに求められる．問診力（≒診断推論力）を高めれば，検査の適応，必要な検査の選別，治療介入の必要性を判断する力も洗練されていくはずである．

　病歴聴取（問診）はすべての臨床医にとって最も大切な技術の1つといっても過言ではない．呼吸器内科医にとっては喀痰グラム染色塗抹，胸部画像読影，気管支内視鏡技術をトレーニングするのと同様に，問診のトレーニングが必須である．

　さらなる医療安全性が求められる中，医療費高騰，超高齢化社会を迎える日本において，「問診力，診断力，診断推論力のトレーニングを実際の診療でどれだけ意識して実践できているのか？　あるいは指導できているのか？」に関してさらに重要性が増してくる．今まさに compassion をもちながら良質な無駄のない診療を提供するため，内科医は自分の「問診力」について再度省察し，トレーニングしなければならない時代が到来しているように思う．

　以下，総論では臨床推論（≒問診），各論では総論を基に症例提示する．

1. 総論

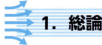

正しい診断のためには，背景因子・要因・主要徴候などに関する情報収集が必須である．情報収集のため病歴聴取「history taking」を能動的に行い，得られた情報を要約する．要約から直観的思考（insight process，以下 System 1 診断）によって迅速に診断できる症例もあれば，要約と分析的思考（analytical process，以下 System 2 診断）を繰り返し診断する症例もある．熟練者は直観的思考を主体に利用しながら適時分析的思考を行っていると考えられている．特に要約：病歴聴取によって得た情報を「医学用語に変換」できることは重要である．的確な要約によって患者情報を共有できるからである［図1］．

以下，
① 患者 - 医師関係の構築（Patient Engagement）
② 情報収集と要約（Patient Presentation）
③ System 1 診断
④ System 2 診断
⑤ 診断エラー（diagnostic err）
⑥ 診療の Tips
について述べる．

[図1] 診断における Patient Engagement - Patient Presentation - dual process - diagnostic err の関係（文献 4 から作成）
①良い診断プロセスには患者 - 医師間の良好なパートナーシップが前提になる（patient engagement）
　-患者が協働しやすい医療者側の質問しやすい姿勢や雰囲気作りによって，
　　> 患者からの有益な情報提示
　　> 診断の不確実性と経過観察の必要性に対する患者理解につながる．
　＊診断エラーの背景に医療者の患者・家族に対する陰性感情や患者・家族の病院や医療スタッフに対する陰性感情が潜んでいるかもしれない
②患者背景および時系列順に整理された臨床経過の要約力
　-患者背景および経過に関する情報を時系列順に整理しながら問診
　　問診過程で医師は限られた情報から初期診断仮説を形成し，時系列順に情報が追加・整理されていく過程で，鑑別診断仮説がダイナミックに改訂されていく．　　（次頁につづく）

1. 総論

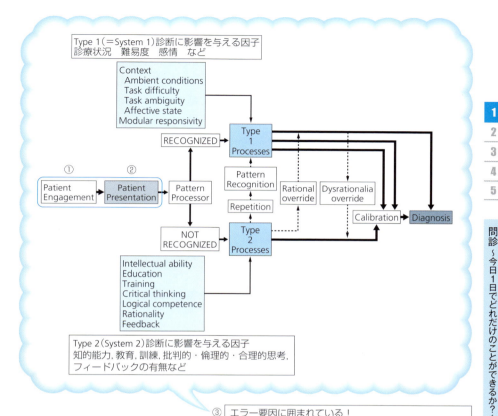

[図1] つづき

③診断エラー "To Err is Human"[5]　認知バイアスやシステムエラーに陥りやすいのが人間である．
　-認知バイアス（認知エラー）
　-システムエラー（状況，環境，組織要因）などのエラーを生じやすい環境で我々は診療していることを自覚する．
　　＞　メタ認知：おかれている自分の環境や自分の状態を客観視する能力を高める．
System 1 診断の注意点：迅速な鮮やかな診断方法であるが，認知エラーと表裏一体である．
System 2 診断の留意点：論理的思考，批判的吟味，教育とフィードバック．

Chapter 1 ▶ 問診 〜今日 1 日でどれだけのことができるか？〜

▶1）患者‐医師関係の構築（Patient Engagement）について

Patient Engagement（PE）とは患者自らが医療に参加，協働することで最適な医療を受けられるようにすること[6]である.

a）診断過程における PE の意義とその情報に基づいた shared decision making

- 患者安全に関して，診断精度の向上は重要である．"診断なくして治療なし"である.
- 診断精度の向上には医師の知識や技術は言うまでもないが，十分ではない.
- 患者，家族に診断に有益な情報を迅速に正確に伝達いただく必要がある.
- 適切な医師のリードのもと，診断過程に積極的に参加することが患者，家族にも必要.
- 診断の不確実性のため経過観察や生検などの侵襲のある検査などに際して shared decision making するためには，良好な患者‐医師関係を基盤とする Patient Engagement が必要.

b）Patient Engagement の基盤には良好な患者‐医師パートナーシップが重要

- 陰性感情は？
- 医療者のコミュニケーションスキルは？

医師は様々な背景，症状をもつ患者を診療する．その多様性に対応できるようにトレーニングを継続しなければならない．患者や診療環境などによる医師の陰性感情やコミュニケーション能力不足を周囲に責任転嫁せず（多少その要素があったとしても），それらを客観視する平静の心によってバイアスに影響うけにくい正確な診療に近づける．また患者背景を知ることで，心理社会的背景を考慮できる丁寧な診察につながるものと考えられる.

c）適切に正確な情報を問診から得るための患者‐医師パートナーシップ形成

患者‐医師とのパートナーシップ形成および診断における Patient Engagement を進めるために，まず医師自身が診察場における「雰囲気づくり」を意識する．問診を行う際，効果的な会話によって，場が話しやすい，良い雰囲気に変わり診療が円滑になる．実際，医師との良好な関係は患者満足度と診療コンプライアンスは影響を与える[7,8]．問診時，先入観をもたない non-judgemental な姿勢あるいは平静の心をもって病歴聴取に心がける．良い患者‐医師関係を構築してこそ，バイアスの少ない病歴聴取が可能となる．常に心がけ，意識しなければならない.

1. 総論

● **コラム**

研修医・非呼吸器内科医 - 呼吸器指導医パートナーシップ形成について

医師の成長のスピードの指標として RIME がある[9]. RIME とは R: reporter（報告することができる），I: interpreter（解釈することができる），M: manager（診療することができる），E: educator（教育することができる）である. 呼吸器疾患は複雑な背景因子，経過，疾患が多く，経験の有無などによって診療（診断＋治療）のスピードに格差や病状説明の得手不得手もある. 研修医よりも自分がするほうが速いということで，研修医がやりかけの仕事を取り上げてしまうと「成長を奪う」ことになる. また一方で指導医から任せられた仕事を研修医は，「押し付けられた」と感じることがあるかもしれない. 研修医の背景や臨床力を考慮し，アシストする場面，じっと経過観察する場面がある. 患者安全を第一に優先しながら指導医としてどのように言動するべきか？ 悩むこともあるが，それは指導医として成長する機会でもある. 研修医の成長に合わせて指導するためには臨機応変に対応できる柔軟な態度や技術（5 マイクロスキル[10]など）も必要になる. 指導医は研修医の RIME レベルを把握し，臨機応変に変化できるように自分の指導レベルもアップデイトしていけばきっと win-win の関係を構築できると思っている. また研修医だけでなく，非呼吸器内科医からの疑問に対して的確な対応ができることが呼吸器専門医として求められる重要なことだと思う. 研修医の時から Clinician-Educator を目指そう.

▶2) 情報収集と要約（Patient Presentation）について

a) 情報収集について

上述の良好な患者 - 医師パートナーシップを基盤に，病歴聴取の格子は「どのような人が？ 何を契機に？ いつから？ 何が？ どうなった？」という情報をできるだけ正確に収集することに尽きる. 今日はどうされましたか？ という開かれた問診から入り，その後，具体的な質問も能動的に行いながら，「各事象の時間的前後関係を整理」しながら正確に病歴聴取に努めることが重要である. その際に BEO アプローチを用いると整理しやすい[11][図2].

b) 視診からの患者背景や身体状況の把握

情報収集は問診だけでない. 診察室に入室した瞬間から視診による情報収集（診察）を行っている. 入室時の表情や歩行，姿勢，口調などや Open Question に対する応答から患者情報を収集することができる. また時に様々な患者応答に

> BEOとはBackground Exposure Outcomeの頭文字である.
>
> XというBackgroundの方にYというExposureがあるとZというOutcomeになる(頭文字を取ってBEOアプローチ[11]).このphraseを意識しながら病歴聴取するとリスク因子を含めた患者背景,誘因や原因,そして結果を把握しやすい.
>
> 例)18歳若年男性(B),大きな発声を契機(E)に突然胸痛(O)が出現.
> ＞自然気胸と診断.

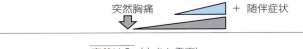

[図2] BEOアプローチ(文献11を参考に筆者作成)

対応する技術も必要となってくる.

　視診では表情(不安,憤慨,悲しみ,無表情など),服装(職業など),口調(小声,slurred speech,無言,無口など),応答(理解力,失語,精神状態など)から,背景因子や背景疾患を推定することができる.通常,診察の際には「お待たせしてすみません.今日はどうされましたか？」などの開かれた質問から入り,まずは患者の診察理由や主訴を特定することに集中するが,時に,言われて口ごもる,あるいはうまく表現できない人も経験する.「恥ずかしがり」「寡黙な人」あるいは「家族に言われて来院した」という患者なのかもしれない.医療者側から話やすいように,タイミングをみて「口火」を切り,場を和ませることも,その後の問診を円滑な効果的なものにするために重要な技術である.一方で診察室に入ってくるやいなや,様々な症状を多弁,早口で訴える方もいる.適切にleadingする(むしろClosed Questionで効率的に問題点をピックアップする)ことが大切な状況もある.さらには「待たされて最初から怒っている方」もいる.その場合も,「お待たせしてすみません,今日はどうされましたか？」と患者の感情を無視せず,その一言を述べてから診療をタイミングよく開始することが望ましい.この一言がその後の「問診」を円滑に進めることになる.

c）要約について

　視診，問診などで得られた背景因子や症状に関して重要な情報（特に主訴あるいは臨床コンテクストを選択）を抽出し「semantic qualifier を用いた症候論へ帰着」させる．Semantic qualifier とは臨床所見の要約，概念化のことである．この要約の質が臨床力を反映するといっても過言ではない．特に病歴が長い症例においては時間の前後関係を整理しながら要約しなければならない［図3］.

---

① 病歴聴取の記述：
　時間の前後関係を意識しながら記述（descriptive process）

② ①の要約
　要約の過程で意識すること
　–背景因子は？
　–問題解決のkeyになる主訴や臨床的コンテクスト（臨床像・状況）は何か？
　–主訴や臨床的コンテクストの分析を行う

　背景因子：性別・年齢・基礎疾患など（AMPLE，後述）

　　　　　　＋

　　　症状：「いつから　何が　どうなった？」を医学用語に変換

　　⇒　Semantic qualifierを用いた症候論へ帰着させて要約：
　　　　発症経過（突然発症，急性，慢性など）＋主訴/臨床的コンテクスト
　　　　　　　　　　　　　　　　　　　　＋その性状：OPQRST（後述）

　　　主訴には「昨日からの突然の胸痛」のように必ず発症経過（時間経過）を含める
　　　（時間経過，発症様式は病態を推定する最も重要な情報である）

③ 問題点のピックアップをしているか？
　#1，#2，#3など　重症度，緊急度，頻度を意識すること
　（①–③を型にすることが重要．要約能力が高まれば診断力も向上する．）

さらに次のステップ
④ 仮説をもっているか？（さらに仮説を積極的に利用できているか？）
⑤ 患者に近いイルネススクリプト（ゲシュタルト）はもっているか？
　–イルネススクリプトと診察している患者の対比（syndrome/key/distinguish
　　featureとの比較）
　–どこまで深く鑑別まで含めた差別化はできているか？

**［図3］病歴聴取から要約「semantic qualifier を用いた症候論への帰着」と問題点の
　ピックアップ—さらに仮説設定まで**（文献 12 を参考に作成）

Chapter 1 ▶ 問診 〜今日 1 日でどれだけのことができるか？〜

▶3) System 1 診断

　　患者背景・症状などの臨床的特徴から病態を Pattern 認識する診断方法である．イルネススクリプトやゲシュタルト診断という診断方法に近いと思われる．イルネススクリプトは 1990 年代に提唱された概念である[13]．簡単にいうと，過去の経験を積み重ねつつ文献や教科書，さらには指導医などからの助言などで形成してきた疾患イメージであり，病態生理，背景要因，臨床症状からなる．疾患イメージは，若いころは病態生理が大きな割合を占めるが，臨床経験を大切に蓄積するほど，その割合は少なくなり，内在化し，背景要因および臨床経過の割合が増す．例えば，ある疾患をもつ患者が来院した時に，その背景要因および臨床症状が，自分の中で形成されているイルネススクリプトと反応すれば，この病気だろうと認識するのである．最近よく言われるゲシュタルト診断も System 1 診断に近い概念である．System 1 診断を鍛えるためには臨床経験を積むことが必須である．

　　簡単な例として，生来健康なやせ型の 15 歳男性が，体育授業中，大きな発声後から突然右胸部の違和感を自覚．悪化のために受診となった．System 1 診断としては右自然気胸を想起したことだろう．熟練者に近づくほど使用頻度が多くなる．迅速で，芸術的な System 1 診断の注意点として，環境や感情などに影響をうけることを認識しておく．自分の診療環境や感情を把握することも的確な診断のためには重要である．バイアスによる診断の早期閉鎖が診断エラーの主な原因であることを認識しておく．

▶4) System 2 診断

　　分析的思考と言われ，臨床疫学，症候学，解剖，病態生理，因果推論，ネモニクス，フレームワーク，アルゴリズムなど，様々な方法による吟味を意識的に行う．Sysytem 2 診断は経験の少ない初学者や自分の専門外の疾患が想起される症候などで頻用される．臨床疫学，症候学は臨床推論の実践に最も重要な事項である．個々の患者の性別，年齢，主訴から緊急性や重症度の高い疾患，高頻度の疾患，治療可能性〔3C: Critical　Common　Curable（treatable）と言われる〕のある疾患の想起は重要である．また解剖と病態生理を用いた吟味はよく多用される．解剖学的吟味は，心肺循環，神経・精神，消化管，肝胆道，生殖泌尿器系，筋骨格，皮膚軟部，血液などの解剖学的視点から各症候の病因を考慮する方法である．病態生理的吟味として，VINDICATE-P という各病態の頭文字をつなげ

10　　　　　　　　　　　　　　　　　　　　　　　　　　　JCOPY 498-13040

1. 総論

[表2] VINDICATE-P

Vascular	血管性病変
Infection	感染症
Neoplasm	悪性疾患
Degenerative	変性疾患
Intoxication/Iatrogenic/Idiopathic	中毒・薬剤性/医原性/特発性
Congenital	先天性疾患
Autoimmune/Allergy	自己免疫/アレルギー
Trauma	外傷
Endocrinopathy	内分泌疾患
Psychiatric	神経精神疾患

たメモニクスがある[表2]．また因果推論の1つとして，前述のBEOアプローチのように事象の前後関係から臨床推論していく方法などがある．

診断はSystem 1あるいはSystem 2を利用しながら相互依存的に進んでいき，さらに，経験と学習の積み重ねによって，System 1診断する機会が増えるだろう．1症例1症例大切によい経験を重ねたい．なお，よくまとめられた要約と問題点の選択によってフィードバックが得られやすい．さらにwebなども利用して，鑑別疾患に関する情報を検索することもできる．患者の情報収集と要約は，臨床力を反映するといっても過言ではない．また3Cを含めて鑑別するべき病態や疾患を想起できるように，経験した症候を通じて，症候学について継続的に学習することが重要である．

▶5) 診断エラー

定義 患者の健康問題について正確で適時な解釈がなされないこと，もしくは，その説明が患者になされないこと[14]．

正確で適時な解釈ということの客観的な評価は難しい．ただし診断時期に関して，ある疾患の典型的な症状が出現していない不確定な時期においては適正な経過観察をすることはあっても，診断できるであろう妥当な症状が出現した時期に適切に診断できることが求められる．診断エラーは3つ，①診断の見逃し，②診断の間違い，③診断の遅れ，に分類される．これらは複数満たす事例も多くある．少なくとも誰が診療してもわかるような状況になって初めて診断に至るという状況は診断エラー（診断の遅れ）であるという認識は必要だろう．

Chapter 1 ▶ 問診 ～今日 1 日でどれだけのことができるか？～

　診断エラーが生じる背景には認知エラー，システムエラー（状況，環境，組織要因）などがある．認知エラーのうち情報収集エラーが 45 件，情報統合エラーが 265 件，知識，技術不足は 11 件という [15]．

　知識や技術不足によるエラーよりも，情報収集や情報統合によるエラーのほうがかなり多いということを認識する必要がある．情報統合要因は認知バイアスやヒューリスティクスなどの認知心理的要因が含まれる．

　認知を司る人間の脳は感情や周辺状況によって容易に影響を受ける．そのため生じる認知の歪みのことを認知バイアスという．認知バイアスには 100 種類程度が知られており，特に代表的な認知バイアスとしては［表3］のとおりである．

［表3］代表的な認知バイアス

Availability bias （利用性バイアス）	普段よく診る自分にとって想起しやすい診断を考える　最近の経験や学習したことに影響をうける
Anchoring bias （錨降ろしバイアス）	最初の診断に固執してしまう
Overconfidence bias （自信過剰バイアス）	上級医や優秀な医師の診断に盲目的に従う，自分の判断を信じ込む
Confirmation bias （確証バイアス）	診断に矛盾する所見を無視する，過小評価する
Hassle bias （ハッスルバイアス）	時間的制限の中で，楽に処理するようにする
Rule bias （ルールバイアス）	絶対的に正しいと限らない医学ルールを過信，盲目的に従う
Visceral bias （本能的バイアス）	陰性，陽性感情が判断に影響を及ぼす
Base rate neglect （頻度の無視）	疾患頻度を無視する，稀な疾患の追求を求める

（文献16, 17を参照に作成）

　これらの認知バイアスとそれによる臨床推論の早期閉鎖（premature closure）は診断エラーの主な原因となる．

　またヒューリスティクスとは「クリニカルパール」のような先人の医学英知のまとめや，臨床経験や成人学習などから得られた英知を利用して思考をショートカットする手法である．

　アンカリングさらに確証バイアス，ヒューリスティックなどは System 1 診断と表裏一体であり，System 1 診断するときには常にバイアスに影響を受けてい

ないか？　自己チェックが必要である.

システムエラーの要因として状況，環境，組織要因があげられる．つまり，診療状況や周囲環境（心理状況，スタッフとの関係性，診療環境，周囲の忙しさなど）さらに組織環境（病院方針など）は，診断過程（情報収集，情報統合，解釈および診断仮説など）に大きく影響を与える.

診断エラー学はすべての医師にとって学ぶべき重要な領域である．診断エラーが生じやすい「認知バイアス」や「状況，環境」を理解すること，重大な診断エラーを避けるためにも除外するべき緊急性のある病態や疾患をまず最初に想起すること，さらには熟練者やメディカルスタッフに適時助言を求めることも診断力の１つなのである．認知プロセスや診断プロセスに関するシステム介入策などはぜひ医療の質・安全学会誌などを参考にしていただきたい[18].

▶6）診療の Tips

【病歴聴取の流れとポイント】

①「漏れなく，しっかりと患者の話を訊くこと ≒ history taking」である.
②臨床的コンテクストの選択
③情報を引き出すための努力を惜しまない.

①しっかり患者の話を訊くこと ～Open Question と Closed Question～

まずは開かれた質問：Open Question で患者にストレスを与えず，話やすい雰囲気で語ってもらう．前後関係を整理しながら，話が大きく脱線しそうな時には病歴聴取を修正，リードしながら行う．診断が難しい症例ほど，病歴の中に，診断のヒントはある．病歴が長い状況ほど，前後関係の把握に努める.

開かれた質問の後，選択された質問：Closed Question を医療者から患者に問診する．多くは「背景」「症状」に関する問診である．背景問診としては AMPLE［表4］を，症状問診として OPQRST［表5］を，また発熱患者で感染症を疑う場合には病原体接近遭遇チェックリストである STSTAE［表6］などを利用すると

[表4] 背景問診（AMPLE）

A	Allergy: アレルギー歴
M	Medication: 投薬状況
P	Past history and Pregnancy: 既往歴，妊娠歴
L	Last meal and Last menstruation: 最終食事時刻，最終月経
E	Event and Exposure: 受傷機転，暴露

問診 ～今日１日でどれだけのことができるか？～

Chapter 1 ▶ 問診 ～今日 1 日でどれだけのことができるか？～

[表5] 症状分析 （OPQRST）

O	Onset: 発症様式
P	Palliative and Provocative Factors: 軽快・増悪因子
Q	Quality and Quantity: 性質（質）と程度（量）
R	Region and Radiation: 部位と放散
S	Symptoms/associated: 随伴症状
T	Time Course: 時間的経過

・Onsetについて
　突然発症と急性発症は区別する．なぜなら，突発では下記のような病態を示唆し，このような病態では緊急性および重症度が高いことが多いからである．

破れる	くも膜下出血，腸管穿孔など
裂ける	大動脈解離，椎骨脳底動脈解離など
詰まる	動脈塞栓，肺血栓塞栓症など
ねじれる	S状結腸捻転，卵巣捻転，精巣捻転など
*圧壊する	がん転移による椎体骨圧迫骨折など

　　*癌診療の際には考慮すべき病態

・Symptoms/associatedについて
　随伴症状では自律神経亢進に注意する．
　自律神経症状の亢進によるアラーム症状
　　　交 感 神 経: 冷汗，冷感（皮膚），動悸など
　　　副交感神経: 悪心嘔吐，尿失禁，便失禁，流唾

[表6] 感染症を疑う患者での病原体の接近遭遇チェックリスト（STSTAE）

S	Sick Contact: シックコンタクト（病人との接触）
T	TB Contact: 結核・コンタクト（結核患者との接触）
S	Sexual History: 性行為歴
T	Travel History: 渡航歴
A	Animal Contact and Intake: 動物との接触・生肉の摂食
E	Environmental Exposure: 環境暴露（山，川，池，温泉など）

効率よく問診できる[16]．

②臨床的コンテクストの選別と修正 ～バイアスに陥らないように～

　病歴聴取しながら，診断の切り口となる「主訴」「臨床的コンテクスト」を選択することは非常に重要である．その切り口から初期仮説を形成し，鑑別のための問診を進化・深化させていく．例えばある患者の呼吸器症状を「抗菌薬不応性の4週間持続する咳嗽」という「臨床的コンテクスト」に着目し，診断の切り口と

して「慢性咳嗽」と医学用語に変換させ，さらに問診を重ね，鑑別疾患を絞り込む過程などである．仮に咳喘息と臨床診断し，吸入ステロイドを開始するも改善しなければ，診断の見直しが必要となる．この場合，「吸入ステロイドが不応性の4週間持続する咳嗽」という「臨床的コンテクスト」に着眼し直し，気管支結核などを鑑別疾患の1つとして再評価するかもしれない．つまり担当医が決定する「主訴や臨床的コンテクスト」は診断のガイドであるとともに，担当医の捉え方を示す．最初から正しく主訴や臨床的なコンテクストをつかめているとは限らない．後述する早期閉鎖に至らないように柔軟に修正する態度は正しい診断のために大切である．これらの推論力を高めるためには，患者の話をよく聴き，医学的な情報に変換しながら病歴を要約するトレーニングが必要である．集められた患者情報から主訴や問題となっている臨床的コンテクストを「医師が選択」し，「医学用語に変換」し，その初期鑑別疾患，病態を考える[3]．さらに問診を重ね，修正していくのである．

③情報を引き出すことにどこまで時間と努力をかさねているか？

- 家族から情報を集める．
- 施設の方からの情報を集める．
- かかりつけ医から診断と治療経過を問い合わせる．

など，情報を集める努力を惜しまない．

【診断仮説形成のコツ】

　見た目，歩き方，話し方などの視診や聴診に加え，性別，年齢，主訴など仮説形成の鍵になる情報を問診によって収集する．どんな人が？　どのような症状で来院したのか？　整理し，初期仮説を立てる．診察室に入室する瞬間から視診は始まっているのである．

　例えば，胸鎖乳突筋の発達とやせという視診や労作時の呼吸困難感という自覚症状から背景因子にCOPDは？　ばち指や呼吸促迫ということから間質性肺炎は？　などの仮説が生成される．そのような患者が「感冒を契機に労作時呼吸苦がさらに悪化」という臨床的コンテクストを得た場合には各々COPD急性増悪，間質性肺炎急性増悪の可能性を念頭に病歴聴取，身体所見を確認していくだろう．そのように視診，聴診，問診から1つ以上の初期仮説を形成している．

　もし初期仮説に合致しない所見があれば，問診を重ね，仮説を棄却，新たな診断仮説を形成する．仮説形成は「視診，聴診，問診」などの情報収集を行い，背景因子や着目した臨床症状から診断の切り口を定め，初期仮説を立て，さらに初

Chapter 1 ▶ 問診 〜今日 1 日でどれだけのことができるか？〜

［表7］仮説形成

その流れは①━━▶②━━▶③━━▶④

①初期-仮説設定	背景因子（診察時の見た目，話し方，性別，年齢），主訴から設定
②身体診察前-仮説設定	①初期-仮説設定を病歴聴取により修正，進化・深化させて設定
③検査前-仮説設定	②と身体所見（予想した所見　反する所見　新しい所見など）を統合して仮説を修正・進化・深化させ鑑別診断，病態をあげる
④検査後-確定診断or仮説設定の見直し	検査が必要な場合，診断につながる有益な検査を提出し，その結果によって確定あるいは再考する．

期仮説を身体所見や検査所見の結果も統合して確定診断，あるいはアップデイトしていくダイナミックな知的作業である［表7］．

　ただし，最初から十分な病歴聴取が難しい状況もある．例えば，急性呼吸不全のような緊迫した状況，あるいは患者状態（認知症，無口，脳梗塞後で会話が十分にできないなど）によっては，検査や治療を同時に，あるいは優先し，その後問診することも実臨床では経験する．診療環境，患者状況に合わせて効果的な診療ができるようにしたい．

■文献

1) Hampton JR, Harrison MJ, Mitchell JR, et al. Relative contributions of history-taking, physical examination, and laboratory investigation to diagnosis and management of medical outpatients. Br Med J. 1975; 2: 486-9.

2) Peterson MC, Holbrook JH, Von Hales D, et al. Contributions of the history, physical examination, and laboratory investigation in making medical diagnoses. West J Med. 1992; 156: 163-5.

3) Keren G. On the importance of identifying the correct 'problem space'. Cognition. 1984; 16: 121-8.

4) Croskerry P, Singhal G, Mamede S. Cognitive debiasing 1: origins of bias and theory of debiasing. BMJ Qual Saf. 2013; 22 Suppl 2: ii58-ii64.

5) Institute of Medicine. To err is Human: Building a safer healthcare system. Washington, DC: Academy of Science; 1999.

6) Higgins T, Larson E, Schnall R. Unraveling the meaning of patient engagement: A concept analysis. Patient Educ Couns. 2017; 100: 30-6.

7) Improving diagnosis in healthcare National Academies 2015.

8) Francis V, Korsch BM, Morris MJ. Gaps in doctor-patient communication. Patients' response to medical advice. N Engl J Med. 1969; 280: 535-40.

9) Bloomfield L, Magney A, Segelov E. Reasons to try 'RIME'. Med Educ. 2007; 41: 1104.

10) Neher JO, Gordon KC, Meyer B, et al. A five-step "microskills" model of clinical

teaching. J Am Board Fam Pract. 1992; 5: 419-24.

11) 志水太郎. 診断戦略　診断力向上のためのアートとサイエンス. 東京: 医学書院; 2014.

12) Bowen JL. Educational strategies to promote clinical diagnostic reasoning. N Engl J Med. 2006; 355: 2217-25.

13) Schmidt HG, Norman GR, Boshuizen HP. A cognitive perspective on medical expertise: theory and implication. Acad Med. 1990; 65: 611-21.

14) Improving diagnosis in healthcare National Academies 2015.

15) Graber ML, Franklin N, Gordon R. Diagnostic error in internal medicine. Arch Intern Med. 2015; 11: 165: 1493-9.

16) 徳田安春. Dr. 徳田の診断推論講座. 東京: 日本医事新報社; 2015.

17) 和足孝之. 自らの「診断エラー」に真正面から対峙せよ. 日経メディカル. https://medical.nikkeibp.co.jp/leaf/mem/pub/series/rejitop/201809/557764_2.html（2018 年 9 月 19 日参照）

18) 綿貫　聡. 診断エラーとは何か？　What is Diagnostic Error?　医療の質・安全学会誌: 2018; 3: 38-41.

19) 柏木秀行. Patient Engagement と患者安全　Patient Engagement and Patient Safety. 医療の質・安全学会誌: 2018; 3: 49-52.

2. 各論

　性別，年齢，主訴は診断にとって3種の神器で重要である．シンプルな情報から初期仮説を形成後，背景因子，主訴に関する症状分析などの詳細な問診によって初期仮説を深化させながら鑑別すべき病態を絞り込んでいく．
　背景因子と症状「いつから　何が　どうなった？」について問診する．
　　⇒　医学用語に変換，つまり semantic qualifier を用いた症候論に帰着し要約する．

　　　　要約形式

> 背景因子（性別・年齢・AMPLE など）
> ＋
> 主訴（OPQRST による症状分析）

（問題点 #1　#2……）
以降この流れに沿って，実際に経験した症例の問診手順について解説していく．

症例①　20歳女性．1週間前からの咳嗽のために来院した．
　若い女性の咳嗽である．主訴を咳嗽とし，OPQRST で症状分析した．1週間と急性，性状としては湿性咳嗽，随伴症状として鼻汁と結膜の充血を認めた．感冒症候群を含めた感染症の可能性が高いと考え，STS-TAE ネモニクスを用いた感染症に関する情報収集を行った．Sick contact として同居している母が同様の症状を1週間前から呈していた．
　背景因子に関して AMPLE で確認した．アレルギーなし．常用薬なし．既往歴は特記すべきことはなし．喫煙や飲酒歴もない．生来健康の20歳女性と考えた．

要約　生来健康な20歳女性．急性湿性咳嗽，随伴症状として鼻汁と結膜の充血．Sick contact あり．

　背景，臨床経過からは感冒症候群と System 1 診断した．慢性疾患の発症早期などの可能性についても，考慮が必要である．この際，有効な手段として経過観察という方法がある．「Time is best diagnostician」というクリニカルパールを

上手く利用するのである（ただし，多用して漫然と経過観察しないように注意が必要）．

診断 感冒症候群

自然軽快する可能性が高いことを説明処方した．投薬希望があったので対処療法として鎮咳剤を処方し，症状軽快の確認のために1週間後再診予約．再診時には症状は軽快していた．

● 診療のTips

感冒症候群に対する処方として患者解釈モデルに対する傾聴と理解および，それらに基づく適切な説明処方も技術である．なお，咳，鼻，喉症状が同時期に同程度あれば感冒症候群で抗生物質投与は不要である．

▶ 解説

■ 咳嗽に関して

・咳嗽は臨床的に持続期間と喀痰の有無で分類する．

持続期間によって3週間未満の急性咳嗽，3週以上8週未満の遷延性咳嗽，8週以上の慢性咳嗽に分類する[1]［図4］．

急性咳嗽の原因として頻度がもっとも高いのはウイルスによる感冒である．喀痰の有無によって湿性咳嗽と乾性咳嗽に分類する．

慢性咳嗽において，近年 UCC（unexplained chronic cough）という疾患概念が提唱されている．ガバペン®やリリカ®などの鎮痛補助剤が効果を示すことか

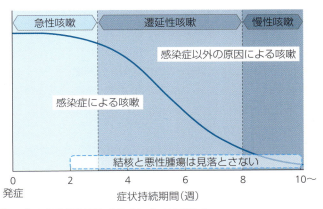

[図4] 症状持続期間と感染症による咳嗽比率
（咳嗽に関するガイドライン 第2版より改変）

Chapter 1 ▶ 問診 ～今日 1 日でどれだけのことができるか？～

ら末梢神経障害の可能性が示唆されている[2].

　また咳嗽を含めて呼吸器症状で来院した時に，頻度に関わらず，肺結核と肺悪性腫瘍などの可能性は念頭においておきたい.

症例②

紹介状概要：65 歳女性. 3 カ月前からの乾性咳嗽. それまでは特に大きな病気はしたことがなく，スポーツジムに通っていた. 胸部聴診では副雑音は聴取せず. 血清 IgE の軽度上昇は認めるが，呼吸機能，胸部画像，喀痰検査では特記事項なし. 咳喘息と臨床診断され ICS/LABA の吸入処方を受けている. 若干乾性咳嗽は軽減するも症状は十分に軽快しない.

　紹介状の内容は参考にする. しかし鵜呑みにしない. 再度「自分自身」で病歴聴取を行う. 自分自身で再度病歴を整理し直すことで新たな視点で患者診療が可能となり，結果，見落とされていた問題点を拾い上げることができる.

　症状は 3 カ月前からの慢性経過で，運動による症状誘発や，夜間～早朝にかけての発作性に出現する咳嗽は 1 週間に 1 ～ 2 回程度. 冷気や湿気で咳嗽が若干誘発されるという. 動悸や息切れ，胸痛，胸焼けなどの症状はない. とにかく一旦咳嗽が出現すると止まりにくいと不安げに訴えていた.

　背景因子に花粉症や喘息の既往はない. 現在はシムビコート® 200µg × 2　朝夕吸入中. 既往歴に特記すべきことなし. 喫煙歴なし. 機会飲酒程度. ペット飼育はなく，自宅環境は整理整頓され，日当たりも良好.

要約　65 歳不安げな女性. 3 カ月前からの慢性発作性咳嗽.

・冷気や湿気などの吸入，運動によって咳嗽が間欠的に誘発.

・吸入ステロイド薬 / 長時間作用性 β_2 刺激薬（ICS/LABA）によって若干症状は軽減されているが十分ではない.

　（問題点　#1: 部分的寛解，#2: 3 カ月前からの症状出現，#3: 不安）

■ 問題点 #2 および #3 について

　これまでアレルギー素因のない，活動的な方が 3 カ月前から急激に症状が出現している点に着目した. 「生来健康でスポーツジムに通っていた 65 歳女性」が「3 カ月前から咳嗽が軽快しない」となる. 経過から 3 カ月前に何かに「暴露」され

た可能性を確認する必要があるのでは？　と考えた.

「3カ月前に何か特別なことが自分や周囲含めて生じて, ストレスに感じていることはないですか？」と問診した. 患者は3カ月前にライフイベント（娘の離婚問題, 近親者の健康問題）が重なり, 不安が募ったようだった. 医師に相談してよいのかもわからず, 精神的なものだろうと本人は解釈していた. 傾聴後, 咳喘息だけでなく, 心因性咳嗽合併を考え, 薬物および非薬物（カウンセリング）療法を行った. 以降は発作性咳嗽の頻度は著しく減少し確定診断とした.

診断　咳喘息＋心因性咳嗽

▶解説

心理社会的ストレスが身体表現化, あるいは喘息の増悪因子として作用することは一般事項である[3]が, 病歴聴取されず判明しないこともある. いつからの症状か？　と確認することによって, 発症時期を推定し, 症状が出現する前に何があったのか？　直前に症状を惹起する誘因がなかったのか？　に着眼し, 病歴聴取を詳細に行った（1. 総論　情報収集参照）.

■慢性咳嗽の鑑別すべき病態は？

慢性咳嗽では [表8] などの疾患を鑑別にあげ, その背景因子や臨床像に基づいて治療前診断し, 特異的な治療を開始し, 症状が改善すれば診断確定とする. 症状が改善しない場合は診断が誤っている, あるいは他疾患の併存を考えて再度病歴聴取する.

[表8] 慢性咳嗽の原因疾患に特徴的な病歴

咳喘息	夜間〜早朝の悪化（特に眠れないほどの咳, 起坐呼吸）, 症状の変動（季節性, 天候, 冷気, ストレスなど）
アトピー咳嗽	症状の季節性, 咽喉頭のいがいが, 瘙痒感, アレルギー性疾患の合併（花粉症）
副鼻腔気管支症候群	慢性副鼻腔炎の既往, 膿性痰
胃食道逆流症	ゲップ, つかえ感などの食道症状の存在, 会話時・食後・就寝直後・上半身前屈時の悪化, 体位増加時に伴う悪化, 亀背
感冒後咳嗽	上気道炎が先行, 徐々にでも自然軽快（特に持続期間が短いほど感冒後咳嗽の可能性が高い）
慢性気管支炎	現喫煙者の湿性咳嗽
ACE阻害薬	服薬開始後の咳
COPD	喫煙者の慢性咳嗽, 階段昇降時の息切れ

（咳嗽に関するガイドライン　第2版より改変）

Chapter 1 ▶ 問診 〜今日1日でどれだけのことができるか？〜

また喘息と鑑別を要する疾患として，上気道であれば vocal cord dysfunction,
中枢気道では気管支結核，腫瘍，再発性軟骨炎，気管支軟化症，サルコイドーシ
スなど，その他心因性咳嗽や過換気症候群などがある[4]．

症例③ 17歳男性．2日前から急に喉が痛くなり，高熱も出現し来院．
性別，年齢，主訴は3種の神器．17歳男性の急性咽頭痛と発熱である．
主訴を「急性咽頭痛」として症状分析 OPQRST を確認した．来院時，
随伴症状として悪寒戦慄を伴う高熱と嚥下時痛であった．声はかすれて
おり，いわゆる「hot potato voice」を呈していた．カタル症状はな
い．感染症に関する STSTAE 問診を行ったが，特記すべきことはなか
った．背景因子を AMPLE で確認すると生来健康である．

要約 生来健康な若年男性の急性咽頭痛．随伴症状として悪寒戦慄を伴った
高熱，嚥下時痛，hot potato voice あり．カタル症状なし．

身体所見 飲水は可能で開口障害や頸静脈に沿った発赤・疼痛はなし．扁桃
腺腫は両側発赤・腫脹し白苔を伴う．両側前頸リンパ節の腫脹もあり．
急性細菌性咽頭炎と菌血症（疑い）と診断した．血液培養採取後，抗
菌薬点滴治療開始も改善せず．後日耳鼻科受診，咽頭部を切開すると
膿汁の流出を認めた．その後症状は軽快．

診断 扁桃周囲膿瘍

▶解説

感冒症候群には咽頭の不快感や痛みを伴うことが多い．感冒症候群はウイルス
感染症であり，症状として咽頭痛以外に鼻水，充血などのカタル症状や咳嗽，微
熱などの非特異的症状がいろいろと混在している．抗生物質は不要で，一般的に
は1週間程度で自然軽快することが多い．一方で，カタル症状がない高熱を伴っ
た咽頭痛の場合，「緊急性・重症度の高い疾患」をまず想起し，見逃してはいけな
い所見，つまり嗄声や流涎，嚥下痛や呼吸困難などの「Red flag sign」を意識し
て診療することが重要である．本例では随伴症状として「悪寒戦慄を伴う高熱，嚥
下時痛，嗄声」を認めた．緊急性や重症度といった点から鑑別すべき疾患群とし
て敗血症および扁桃周囲膿瘍，咽後膿瘍，レミエール症候群，急性喉頭蓋炎，口
腔底蜂窩織炎（Ludwig アンギーナ）などを念頭に診療しなければならない．感

2. 各論

染症に伴う発熱の場合，悪寒戦慄を伴うと菌血症の可能性が10倍になる[5]．急性熱性疾患の場合には悪寒戦慄の有無について問診で確認しなければならない．

　感冒に似た緊急性や重症度の高い疾患群が存在するため，安易に「感冒症候群」と診断しないようにしたい．症例毎に丁寧に診療する姿勢が大切である．

● 診療の Tips

・疾患を想起する際にコンテクストを提供してくれる便利なネモニクスとして3C がある．

3C は critical/curable/common を示しており，まずは緊急性重症度の高い critical な病態から想起し始め，順に curable ＝ treatable 治療可能性のある疾患，common な疾患とつづく．

Critical ‥‥‥‥‥‥‥‥‥症状から考えられる見落としてはいけない重篤，緊急性のある疾患

Curable（treatable） ‥‥‥治療方法がある疾患

Common ‥‥‥‥‥‥‥‥‥背景因子および症状から頻度の高い疾患

症例④ 65歳男性．以前から咳嗽を自覚していた．最近になって坂道を上るときに息切れもあり受診した．

　まず性別，年齢，症状の確認である．以前からの咳嗽は「慢性咳嗽」と医学用語に変換できる．OPQRST による症状分析を行った．3カ月前から階段昇降や坂道を歩行すると息切れが出現し，安静によって軽快するという情報を得た．つまり3カ月前からの「労作時息切れ」と変換できる．また発熱や膿性痰はなかった．息切れの程度は mMRC（modified Medical Research Council Scale）1 であった．

　AMPLE で背景因子の確認を行った．アレルギーはなく，市販の感冒薬を内服している．既往歴は5年前から糖尿病を指摘されている．HbA1c 7％台，眼症と腎症の合併はない．喫煙は20歳からの current smoker 45pack-year である．飲酒は機会飲酒程度．ペットや羽毛布団の使用はない．現在は無職であるが，25～60歳まで電気工事業で実際現場に出ていた．

要約 数年来の慢性咳嗽と3カ月前からの労作時息切れを呈した重喫煙歴，糖尿病，長期間の電気工事業歴のある65歳男性．問題点　#1：慢性

咳嗽，#2：3カ月前からの労作時息切れ，#3：喫煙者，#4：長期の電気工事業とした．

■#1 および #2 について

本例では以前から「慢性咳嗽」があり，さらに来院3カ月前から「労作時息切れ」が出現してきた．背景因子である糖尿病，喫煙歴および粉塵暴露歴などを考慮すると，心血管系疾患やCOPD・肺気腫，慢性気管支炎および職業性肺疾患などが鑑別疾患としてあがる（当然合併している場合もある）．

■#3 について

重喫煙歴があることから喫煙関連疾患は念頭におかなければならない．

■#4 について

特に呼吸器内科医としては職業関連肺疾患の可能性[6]は常に念頭に置き，粉塵暴露については詳細に問診が必要である．職歴として長年の電気工事業があり，実際に現場に出ていた時，どのような環境であったのか具体的な問診が必要である．防塵マスクが必要な作業環境であったのか？ 実際にマスクを着用していたのか？ 取り扱う物品は？ 屋根裏に入ることは？ アスベストを扱っていたことは？ 検診はあったのか？ などである．本例では若い頃はマスクを着用することなく，現場に出ていた．中小企業の下請けとして電気工事をしていたが，定期検診はうけた記憶はなく，時々屋根裏に入ることもあった．アスベストを直接扱ったことはないと思うとのことであった．

病歴の要約と問題点を整理した後，身体診察を行った．本例は補助筋の発達，るい痩，呼気延長があった．

胸郭は前後径が過膨張しており心音は遠く聴取し難かったが，明らかな心雑音やⅡ音分裂やⅡpの亢進を認めなかった．夜間発作性喘鳴や安静時の末梢冷汗や頸静脈の怒張は認めず．また耳介の皺，眼瞼黄色腫，前頭部禿頭の有無など冠動脈狭窄症と関与が示唆されている所見[7]も認めなかった．

胸部X線写真では肺野過膨張と滴状心，呼吸機能は閉塞性換気障害と拡散能の低下を認めた．

#3の喫煙歴も合わせ，COPDと臨床診断した．前立腺肥大症や緑内障は認めず，抗コリン薬（LAMA）吸入治療開始し，労作時息切れは軽快した．

▶解説

病歴聴取による情報収集をしながら，すべての事象の時間的前後関係を整理し

ながら病歴聴取する．前後関係は非常に重要である．特に長い病歴では曖昧にならないように注意する．時系列順に整理された症状は，疾患や病態の進行に伴う経過を示しており重要なのである．また同時に「この方の主訴はいったい何か？」という臨床推論の基盤となる主症候の決定にも集中する．主訴は診療医の「捉え方」を反映する．診療医の間で「捉え方」の設定に相違が生じた時などは意見交換する良いポイントにもなる．

さらに背景因子も鑑別疾患の想起に役立つ．背景因子に起因する疾患や病態群は多い．例えば，

- アレルギーの素因があればアレルギー関連疾患
- 薬剤を服用していれば薬剤による有害事象
- 高血圧，脂質異常症，糖尿病，CKD，喫煙歴などがあれば心血管系疾患
- 喫煙歴があれば喫煙関連疾患
- 粉塵暴露歴があれば塵肺症
- ペットや羽毛布団などの使用があれば過敏性肺臓炎
- アルコール摂取があればアルコール関連疾患
- 手術歴があれば手術に起因する疾患および輸血を受けた可能性があれば輸血関連疾患

などを想起することができる．これら背景因子はある疾患のリスク因子となる．「ある背景をもつ患者が，ある暴露を受けることで，ある疾患を発症する」という総論で述べた BEO ネモニクスを利用して大きく病歴や病態を把握する．詳細については成書を参照してほしいが，問題点毎にアセスメントと（具体的）プランをたてる．「アセスメントなきプランは存在しない．プランなきアセスメントは存在しない．」

◉ 診療の Tips

■ 労作時呼吸困難・息切れのアセスメントは？

まずは年齢による区分[8]：気管支喘息では 45 歳未満であれば気管支喘息，45 歳以上であれば肺気腫や心疾患などの頻度が増加する．さらに心肺循環の問題，さらに神経・筋疾患，平衡感覚，心因性などの要素を考慮する．

- 心肺循環に関して，心疾患および呼吸器疾患を想起する．特に呼吸器疾患では「労作時」呼吸困難は中等度以上の COPD，肺高血圧症（原発性，続発性），比較的進行した間質性肺炎などで認められる．入室時の視診では体型，顔面，頸部の状態（眼瞼浮腫，胸鎖乳突筋・斜角筋の発達，外頸静脈怒張や呼吸性変動の有無），ばち状指の有無など情報を得ることができる．

- 神経・筋疾患に関して，栄養状態，歩行様式（小刻み歩行などのパーキソニズム），仮面様顔貌，筋線維性攣縮，手掌骨間筋の萎縮，夕方に症状が増悪するという日内変動や眼瞼下垂などの症状，階段昇降が苦手あるいはペットボトルの蓋が開けにくいなどの視診や病歴から神経筋疾患の可能性を考慮できる．
- 平衡感覚異常があると，円滑な動作ができない分，筋力を消費し労作時息切れや倦怠感につながる．また心因性でも息切れが出現するが，特に労作時よりも安静時に息切れが強いという訴え時には心因性の可能性が高まる．

■ 体位誘発性の呼吸困難のアセスメントは？

起坐呼吸であればCOPD，心不全などを考慮する．平臥呼吸であれば両側肺底部の蜂巣肺が進行した特発性間質性肺炎やシャント性疾患を考慮する．特発性間質性肺炎やシャント性疾患が進行した場合，座位では換気血流の不均等が大きくなるため，平臥呼吸となる．「座っている時に比べ，寝ているほうが呼吸は楽ですか？」と問診をする．就寝時の状況は積極的に問診で確認しなければわからないことも多い．夜間臥床後1時間後程度経過してからの発作性喘鳴と呼吸困難は，夜間発作性呼吸困難による可能性があり，左心不全などを疑う．また閉塞性睡眠時無呼吸症候群では本人だけでなく，同居人に患者の睡眠状況（体位，いびき，無呼吸など）の確認をする．

症例⑤ 15歳女性．学校検診での胸部異常陰影のために受診した．
生来健康．咳嗽や喀痰などの呼吸器症状を含めて特記すべき自覚症状はない．結核患者との接触歴，喫煙歴はない．持参の胸部X線を確認すると左上肺野に濃度上昇を認めた．3年前には認めない[図5]．

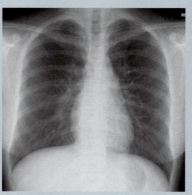
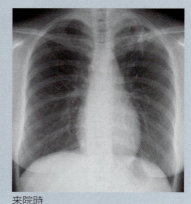

3年前　　　　　　　　　　　　　　来院時
[図5] 症例5の3年前と来院時のX線写真

2. 各論

■ 診断は？

15歳と若年にも関わらず咳嗽や発熱などの急性肺炎を示唆する症状は皆無であった．胸部CTでは左S1＋2に結節性陰影および小粒状陰影を認めた．再度結核の接触歴，家族歴を繰り返し問診も心当たりはなし．3連続喀痰抗酸菌塗抹検査では陰性．胃液から抗酸菌塗抹陽性，結核PCR陽性であった．

診断　肺結核

▶ 解説

■ 肺結核について

結核は末梢肺まで到達した後に肺胞マクロファージに貪食される．後に細胞性免疫が賦活化し，4週から6週程度してツベルクリン反応が陽性となる．この頃に微熱や倦怠感が軽度出現することはあっても90％の症例は潜在性結核へ移行し，10％が一次結核を発症する．一次結核の多くは無症状かあっても軽微な症状である．二次結核の場合には一次結核に比して全身症状は多い [**表9**]．

[表9] 一次結核と二次結核の比較

症状	一次結核	二次結核
咳	23〜37%	42%
発熱	18〜42%	37〜79%
体重減少	データなし	7〜24%
喀血	8%	9%

（文献9から作成）

病変が軽微な時には全身症状は殆どないか軽微で呼吸器症状は通常認められない．本例のように胸部X線異常で発見されることも多い．全身症状を伴う場合には，最も頻度の高い症状は微熱である．病変が進行するにつれて高くなる傾向にある．特徴として発熱は午後から生じるが自覚症状は乏しい．通常は眠っている時に熱が下がるとともに，発汗しこれが典型的な「寝汗」とされる．

なお胸部X線異常陰影が「派手」なのに，自覚症状が乏しい場合，前述の疾患以外にもサルコイドーシスや珪肺症，肺癌などを想起して，問診に活かすことも経験のある呼吸器内科医ならば行っているだろう．

問診〜今日1日でどれだけのことができるか？〜

Chapter 1 ▶ 問診 ～今日 1 日でどれだけのことができるか？～

症例⑥ 65 歳男性. 3 カ月前からの微熱と倦怠感で受診した.

性別, 年齢, 症状は診断の 3 種の神器である. 微熱と倦怠感以外に, 3 カ月で 53kg から 48kg の体重減少を認め, 盗汗および食欲低下を認めた. AMPLE を用いて背景問診を行った. アレルギーはない. 併存症として 40 歳台からの糖尿病がある. 投薬は SU 剤の内服を受けているが HbA1c 8%台. 現重喫煙者かつ多飲酒していた. 粉塵暴露歴はない.

要約 重喫煙歴, 糖尿病背景にもつ 65 歳男性. 3 カ月前からの微熱, 倦怠感がある. 体重減少と盗汗を伴う（問題点 #1: 3 カ月の微熱と倦怠感, #2: 体重減少, #3: 盗汗）.

背景から結核症の可能性を考慮し, 喀痰・胃液検査を提出したが塗抹および PCR では陰性.

胸部 X 線も正常範囲であった. LDH と ALP の上昇があり, 腹部エコー検査を施行し肝脾腫を認めた.

発熱, 盗汗, 体重減少, 可溶性 IL-2r は 5,000U/mL と上昇もあり B 症状を伴った悪性リンパ腫を鑑別疾患としてあげた. 病変範囲の確認のため, Ga シンチ検査を施行したところ, 両側肺野の顕著な取り込みを認めた!!!

この間初診から 24 日経過していた.

この時点で再度粟粒結核の可能性を考慮して, 再度胸部 X 線撮影をした. 呼吸器症状はないが, 全肺野に淡い濃度上昇があり, CT では粟粒陰影が全肺野に均一に認められた. 遅れて喀痰培養検査から結核が同定された.

診断 粟粒結核

▶解説

自分にとって苦い教訓的な 15 年前の症例である. System 1 診断を用いて, 背景や症状からまず結核症を考えて精査したが, 提出した検査は陰性. B 症状や LDH が上昇し, 肝脾腫を画像上認めた. 可溶性 IL-2r も著増し, 結核よりも悪性リンパ腫をより強く疑い Ga シンチ検査を施行した.

ところが両側肺野の真っ黒な取り込みをみて,「粟粒結核や過敏性肺臓炎では Ga シンチで全肺野に取り込みがある」[10] という講義を研修医時代に教授いただいたことを思い出した！ 慌てて粟粒結核の可能性を再考して, 胸部画像検査を施行. 来院時正常であった胸部 X 線像が全肺野淡い濃度上昇に 3 週間強で変化し,

胸部 CT で粟粒陰影を認めた．遅れて喀痰培養で結核が検出された．

最初に結核を考慮していたにもかかわらず，喀痰や胃液検査で塗抹および PCR 検査で陰性かつ胸部 X 線が正常であるからという理由で，結核を「除外」したのかもしれない．代わりに可溶性 IL-2r の著増と肝脾腫を認めたことからも悪性リンパ腫をより積極的に疑ったのかもしれない．当時，リンパ腫の診療をしていた状況で，診療に自信がついてきた時期でもあり，availability bias や overconfidence bias に陥っていたのかもしれない．内科医を対象としたある研究では，1 つの診断エラーに対して複数の bias が関与していると報告されている [11]．

本例のように診断過程に関しては，様々なバイアスに注意しつつ，臨床的英知（クリニカルパール）やヒューリスティクスなども利用しながら診断医は鑑別を進めている．

また粟粒結核には肺野の粟粒陰影を欠いた「cryptic miliary tuberculosis」という概念 [12] がある．この概念を当時，既知であれば，粟粒結核の可能性を念頭にフォローしていただろう．

症例⑦ 施設入所中の 78 歳男性．意識障害，咳嗽，発熱のために施設職員付き添いで外来来院．本人から病歴聴取ができない．施設職員によると高血圧，骨粗鬆症などのために投薬を受けているとの情報がある．

施設職員に施設での生活状況および担当医へ病状照会した．普段の ADL は介助歩行レベルで，活性型ビタミン D とカルシウム製剤の長期内服歴があった．入院後採血で，補正カルシウム値が 13mg/dL と増加していた．高カルシウム血症による意識障害およびそれに伴う誤嚥性肺炎と診断した．生理食塩水による輸液補正ならびに抗生物質による治療を開始した．以前の採血検査を確認したところ，カルシウム値は測定されていなかった．

▶解説

高齢者が意識障害を呈した時には代謝性脳症の可能性が比較的高い [13]．

そのうち，薬剤による意識障害は比較的多い．薬剤による意識障害は過量投与や相互作用など様々な機序で生じる医原性疾患であり，特に留意しなければならない．処方医は自分の処方に責任をもち，本当に必要な薬剤なのかよく考えて処

Chapter 1 ▶ 問診 ～今日 1 日でどれだけのことができるか？～

方する必要がある.

また，高齢者で骨粗鬆症や圧迫骨折の既往のある高齢者には活性型ビタミン D 製剤やカルシウム製剤などが処方されることが多いが，本例のように（まったく）カルシウムが測定されていない症例に遭遇することが時々ある. 投薬後の経過観察も適時，適正に行わなければならない.

■ 情報を引き出すことにどこまで時間と努力をかさねているか？

認知症や意識障害などの場合，情報収集がご本人から困難な場合が多い. その際は家族から情報を集める，施設の方からの情報を集める，かかりつけ医から診断と治療経過を問い合わせる，などの患者背景や病状経過に関する情報を集める努力を惜しまない.

症例⑧　41 歳男性. 来院 2 週間前に感冒症状があり，市販の感冒薬を内服していた. その後も症状は改善せず，さらに倦怠感と発熱および血痰が出現した. 近医を受診し両側肺野の淡い濃度上昇を指摘されて独歩紹介来院.
AMPLE で背景を確認した. アレルギーはなく，市販の感冒薬を内服したのみで常用薬はない. 既往歴や併存症はなし. 喫煙歴なく，機会飲酒程度. 職業は事務職で粉塵暴露やペット飼育はない.

要約　41 歳基礎疾患のない生来健康な男性. 2 週間前からの感冒症状に対して市販感冒薬内服後も改善せず，咳嗽，血痰，発熱を認めた. 胸部 X 線では両側肺野の濃度上昇あり.

本例では身体所見や UCG 所見などから心不全は否定的であった. 気管支肺胞洗浄液は血性であった. 肺胞出血症候群と診断し，全身ステロイド投与開始し，症状は軽快した. ステロイド投与前に採取した血液検査では各種自己抗体などは陰性で，血管炎，SLE および感染症を示唆する所見は得られなかった. 市販薬による薬剤性肺障害の可能性も念頭に症状軽快後，薬剤に対するリンパ球刺激試験を施行し強陽性となった. 臨床経過も合わせ，市販薬による薬剤性肺炎と診断した [14].

▶解説

本例では臨床経過，検査所見，画像所見も合わせてびまん性肺胞出血症候群と先ず臨床診断した. 様々な疾患がびまん性肺胞出血の原因になるが，病理学的な

パターンからは，pulmonary capillaritis，bland pulmonary hemorrhage，diffuse alveolar damage に分類される．臨床的には迅速な対応が必要かつ，その後長期にわたりステロイドおよび免疫抑制剤の使用が必要な疾患も多いため，治療前の初期評価，診断が非常に重要である．[図6] に示すようにどのタイプの病態であっても薬剤は原因になりうる．本例のように緊急性，重症度，治癒可能性および医原性という視点からも，頻度に関わらず，薬剤性肺障害の可能性は留意しなければならない．

Capillaritis	Bland hemorrhage	Diffuse alveolar damage
Systemic vasculitis	Rheumatic disease	Infection
Rheumatic disease	Drugs	Rheumatic disease
Drugs	そのほか	Drugs
そのほか		そのほか

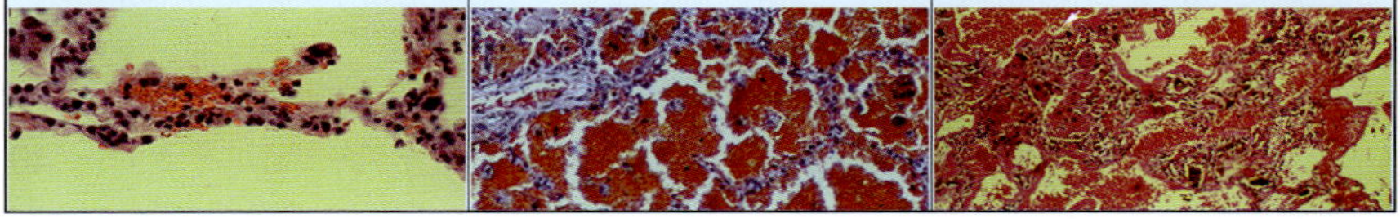

そのほか
　悪性腫瘍：angiosarcoma/choriocarcinoma/epithelioid hemangioepithelioma/metastatic renal cell carcinoma
　肺脈管関連：pulmonary vein stenosis/pulmonary veno-occlusive disease/pulmonary capillary hemangiomatosis
　遺伝性疾患：tuberous sclerosis/lymphangioleiomyomatosis

[図6] びまん性肺胞出血症候群の病因と病理像
　　　（UTD　The diffuse alveolar hemorrhage syndromes 2017 より改変）

　一般的には本例のようにバイタルサインが不安定な臨床状況で両側びまん性濃度上昇を認めた場合，1）心不全の有無と 2）びまん性肺疾患の鑑別を同時に考慮する．

バイタルサインが不安定な（急性）びまん性肺疾患を診察した時
➤心不全増悪の有無＋びまん性肺疾患（肺基礎疾患の悪化 / 薬剤 / 感染症 / そのほか）

　1）については心肺循環に余力がない時ほど，肺疾患の増悪を含めたストレスによって心不全は悪化する．循環器内科医に相談が必要な状況も時に経験する．2）に関しては大きく基礎疾患の悪化，薬剤性，感染症，そのほか，とまとめておく

Chapter 1 ▶ 問診 ～今日 1 日でどれだけのことができるか？～

と整理しやすい.

● **診療の Tips**
（症例⑦および症例⑧から）「薬はリスク　リスクは薬」

➡ おわりに

　本書は主に後期研修医あるいは非呼吸器内科医を対象にして記載したものですが，自分自身を含めて病歴聴取は常にアップデイトが必要です．時代の変化とともに，疾患疫学が変わるからです．また各論では感冒，喘息，COPD，誤嚥性肺炎，薬剤，結核と今後もよく遭遇するだろう一般的な疾患を提示しました．病歴と身体所見によって，これらの疾患を想起できることが今後の医療においてより重要になってくると考えるからです．特殊な状況を除き，検査所見で頻回に診療方針が変更となっているならば，検査依存の診療をしているのかもしれません．検査前確率や検査特性を考慮しなければ検査を上手く活用できないだけでなく，ミスリードにつながり，結局，有害になる可能性すらあります．

　本章が病歴と身体所見から鑑別疾患を絞り込むという「型」および「症候学」を学ぶきっかけ，さらに高齢者診療，身体心理社会的問題や polypharmacy，診断エラーについて学ぶきっかけになれば幸いです．それらを基盤に，呼吸器診療を実践し，冒頭の「はじめに」で述べた診療につながればと思っています．

　最後になりましたが，これまでの救急・内科診療において，ご指導・ご助言頂きました恩師である星ヶ丘医療センター前院長 杉本壽先生，群星沖縄臨床研修センター長 徳田安春先生，済生会中和病院副院長 徳山猛先生，友人である京都岡本記念病院総合診療科医長 島田利彦先生，そして現在に至るまで暖かくご指導くださり，かつ今回総合診療と呼吸器診療，両方の視点で執筆するようにと機会を与えて下さいました済生会吹田病院副院長 長澄人先生には心より感謝を申し上げます．

■文献

1) 日本呼吸器学会. 咳嗽に関するガイドライン　第2版. 2012.

2) Gibson P, Wang G, McGarvey L, et al. "Treatment of Unexplained Chronic Cough: CHEST Guideline and Expert Panel Report." Chest. 2016; 149: 27-44.

3) Vertigan AE, Murad MH, Prinqsheim T, et al. "Somatic Cough Syndrome (Previously Referred to as Psychogenic Cough) and Tic Cough (Previously Referred to as Habit Cough) in Adults and Children: CHEST Guideline and Expert Panel Report." Chest. 2015; 148: 24-31.

4) 日本呼吸器学会. 喘息予防・管理ガイドライン 2018.

5) Tokuda Y, Miyasato H, Stein GH, et al. The degree of chills for risk of bacteremia in acute febrile illness. Am J Med. 2005; 118: 1417.

6) Cullinan P, Muñoz X, Suojalehto H, et al. Occupational lung diseases: from old and novel exposures to effective preventive strategies. Lancet Respir Med. 2017; 5: 445-55.

7) Christoffersen M, Frikke-Schmidt R, Schnohr P, et al. "Visible age-related signs and risk of ischemic heart disease in the general population: a prospective cohort study." Circulation. 2014; 129: 990-8.

8) Ponka D, Kirlew M. Top 10 differential diagnoses in family medicine: dyspnea. Can Fam Physician. 2007; 53: 1333.

9) Hospitalist/Infectious Diseases, Springfield Regional Medical Center, 北薗英隆 (監訳). シュロスバーグ 結核と非結核性抗酸菌症. 東京: メディカル・サイエンス・インターナショナル; 2016.

10) Kao CH, Wang SJ, Liao SQ, et al. Usefulness of gallium-67-citrate scans in patients with acute disseminated tuberculosis and comparison with chest x-rays. J Nucl Med. 1993; 34: 1918-21.

11) Graber ML, Franklin N, Gordon R. Diagnostic error in internal medicine. Arch Intern Med. 2005; 165: 1493-9.

12) Sharma SK, Mohan A, Sharma A. Challenges in the diagnosis & treatment of miliary tuberculosis. Indian J Med Res. 2012; 135: 703-30.

13) Wofford JL, Loehr LR, Schwartz E. "Acute cognitive impairment in elderly ED patients: etiologies and outcomes." Am J Emerg Med. 1996; 14: 649-53.

14) Nakamura T, Watari T, Tokuda Y. Over-the-counter drug-induced lung injuries with both diffuse alveolar haemorrhage and diffuse alveolar damage. BMJ Case Rep. 2018 Sep 23; 2018. pii: bcr-2018-226626. doi: 10.1136/bcr-2018-226626.

15) Schwarz MI, et al. The diffuse alveolar hemorrhage syndromes. UpToDate 2017 Jul 11.

〈中村孝人〉

Chapter

2

身体所見
（聴診を中心に）

はじめに

　病歴とバイタルサイン，身体所見はプライマリケアの根幹で，急性の変化はバイタルサイン，慢性の変化は身体所見に現れる．生理学的な異常は急性期には心拍や呼吸数などのバイタルサインに反映され，慢性期には代償されて身体の変化が起こる．

　身体所見は習熟度によって差が出る．クラックルが聴こえたら肺炎がある確率（感度）はおよそ 20 〜 60％，クラックルが聴こえなければ肺炎がない確率（特異度）50 〜 90％と報告によって大差がある[1]．病歴に身体所見を組み合わせれば精度は上がるが，感度や特異度が高くなっても自信がない所見は臨床判断には使えない．身体所見を自信あるものにするには生理学や解剖学の教科書を再読しながらの学習が役立つ．また所見の有無をあいまいにしないことも重要である．「クラックルがあると思うけど……」のように明確な判断を避けると自信がもてず，診療に結びつかない．患者の「身体所見をみて胸部 X 線のスケッチを描いて」答え合わせするつもりで身体所見をとると信頼度は高まる．

　診察時には，まず患者の表情，目を見て，全身状態に配慮しながら診察する．急性期の症状はバイタルサインに反映され，慢性期になると身体所見として表れる．視診，触診，打診，聴診の順に解説するが，実際の診察のように見ながら触る，聴くなどもまじえて解説する．聴診器を当てない呼吸器診療では病態を的確に判断できず対応に遅れや誤りを生じやすい．

1. 視診とバイタルサイン

Point 視診では，表情，鎖骨の動き，浮腫，脱水に気をつける．バイタルサインでは，呼吸数と脈拍の関係に気をつける．脈拍増加は発熱，脱水，水分過剰に注意する．

　患者の様子に気をつけながら，声をかけ，意識状態，目に力はあるか，起坐呼吸や肩で息をしてないかをみる．意識では，興奮，不隠，見当識障害だけでなく，機嫌が良すぎたり，悪いのも低酸素血症や炭酸ガス貯留のことがある．低酸素は神経障害を起こしやすく，PaO_2 が 85Torr とわずかに低下するだけでも暗順応が障害される[2]．酸素飽和度はパルスオキシメーターで簡単に測定できる．もしパルスオキシメーターがないときでも自分の爪を患者の爪の隣にもっていけば簡単に色の比較ができる［図1］．蛍光灯では紫がかってみえるので注意する．

　もともと呼吸状態の悪い患者の意識状態に異常が感じられたら前腕を触ってみる．温かく発汗があれば急激な CO_2 の上昇が疑われる．さらに腕を広げて手首を背屈させ，さらに指を反らせる［図2］と羽ばたき振戦が誘発できることがある．肝性脳症でみられるような大きな羽ばたきはなく，小さく手首から先が縦方向

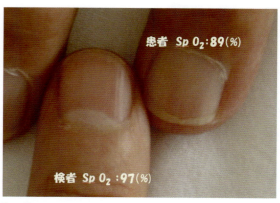

［図1］爪のチアノーゼの診かた
患者の爪の横に自分（検者）の爪を持っていくと容易に色の比較ができる．患者の爪の色だけをみると蛍光灯，窓からの太陽光で違った色に見え，とくに蛍光灯では紫がかって見える．

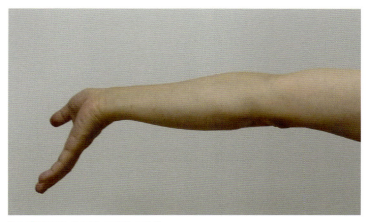

[図2] 羽ばたき振戦の誘発の肢位
腕を広げ，肘も伸ばした状態で手首を背屈させ，指も反らせると縦方向（指を曲げ伸ばしする方向）に振戦が誘発できる．肝性昏睡のような腕全体の大きな羽ばたき振戦になることはない．老人性振戦の指の横揺れと混同しないようにする．

（指の屈曲，伸展方向）に震える程度のことが多い．疑いがあれば血液ガスで確認する．急性高炭酸ガス血症では，$PaCO_2$ 基礎値とし，$+X$ を急速な上昇分とすると，X が 10Torr 以上で手が火照る，発汗，高血圧，15Torr 以上で羽ばたき振戦，傾眠，30Torr 以上で頭痛，縮瞳，40Torr 以上で昏睡となる．慢性高炭酸ガス血症で腎による代償ができていれば無症状である[3]．

目に力はあるか，も重要である．目を合わせれば患者の意欲，状態がわかるだけでなく，こちらの意欲も患者に伝わる．状態の良い患者は入室時に目を合わせる．高齢者では，握手もしてみると全身状態がさらによくわかる．我々が呼吸リハビリで呼吸困難が改善した患者で測定した筋力や筋肉量の測定では，握力がもっとも状態の改善を反映した[4]．

▶1）呼吸状態の見方

安静にしていても吸気時に鎖骨が持ち上がれば努力呼吸である．健常者が走った後に肩で息をしている状態と同じである．このときに胸鎖乳突筋の動きが目立てば COPD の可能性が高い [図3]．頸部呼吸補助筋の発達は COPD で 1 秒量＜1L を示す[3]．逆に鎖骨が動いても胸鎖乳突筋の付着部の動きが見えなければ主に斜角筋を使っての呼吸で，間質性肺炎でみられる [図4][5]．肺炎の努力呼吸も同

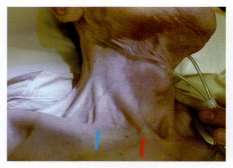 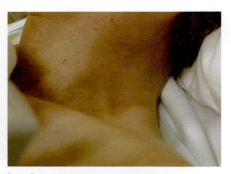

[図3] COPDでみられる胸鎖乳突筋の発達
努力呼吸ではとくに胸鎖乳突筋の胸骨付着部（赤矢印）と鎖骨付着部（青矢印）が目立つ．安静にしていても胸骨付着部（赤矢印）と鎖骨付着部（青矢印）の間に窪みがみられれば胸鎖乳突筋の発達で，1秒量が1L以下とわかる．会話程度の少しの運動でも鎖骨が上下し始めて，頸部の呼吸補助筋を使った努力呼吸になる．

[図4] 間質性肺炎の頸部呼吸補助筋
主に斜角筋を使う（発達する）ので，努力換気で鎖骨が上下していてもCOPDのように胸鎖乳突筋の胸骨付着部と鎖骨付着部は目立たない．（[図3]と対比してください）

様の呼吸パターンになる．

　1秒量の1年間の減少は，非喫煙者であれば20〜30mL，未治療のCOPDでは60mLである．1秒量＜1.5Lで階段や登り坂での呼吸困難，1秒量＜1.0Lでは平地歩行で息切れ，1秒量＜0.7Lでは屋内歩行でも息切れする．このように，病歴，身体所見で肺機能や運動能力も推定できる[6]．

　入院中の患者であれば安静時にもベッドの背中を起こしていれば起坐呼吸，すなわち喘息状態か心不全が疑われる．外来の問診では，夜間に咳や呼吸困難によって目が覚め，起き上がると楽になる場合も起坐呼吸と考える．心不全と喘息の治療は共通点が多いので治療を考えるのにも役立つ．本当に喘息（気管支喘息）なのか，喘息状態なのか，の判断は，発症から2カ月は困難である．喘息状態と判断すれば治療は喘息と同様なので，本当に喘息を発症してしまったのか，にこだわる必要はない．喘息症状が2カ月を超えれば喘息を発症した可能性が高い．

▶2）バイタルサイン

　正常では，脈拍は毎分60〜80，呼吸数は12〜16で，おおよそ脈拍は呼吸数の4〜5倍である[7]．相対的に脈拍の増加が大きければ循環系，呼吸の増加が大きければ呼吸系の異常が疑われる．

1. 視診とバイタルサイン

バイタルサインが診断に役立った例を提示する．大動脈弁置換術を受けた高齢男性が1カ月間で呼吸困難が悪化し受診した．酸素飽和度は85％．心音，呼吸音に異常はなく，下腿浮腫も軽微であった．バイタルサインでは脈拍数74，呼吸数24．胸部X線では心拡大や肺うっ血はなく，ごくわずかなすりガラス陰影を認めた．

脈拍に比べ，相対的に呼吸数が多いことから心不全よりも肺の障害が疑われる．聴診所見に異常（クラックル）がなく，胸部X線でもわずかな所見の割に低酸素血症が高度で間質性肺炎でも合わない．さらに，弁置換後ワルファリンで治療されていたことから出血しやすい状況である．比較的に一様なすりガラス陰影，クラックルのないこともびまん性肺胞出血と合致する．気管支鏡と肺胞洗浄で診断を確認した．このようにバイタルサインや身体所見は治療や検査の方向づけをするのに有用である．

脈拍の増加の原因には，心肺疾患のほかに，発熱，脱水，うっ血，貧血などがある．感染による発熱では体温1℃の上昇で約20/分の脈拍増加がある．この増加がなければ比較的徐脈で，感染症では腸チフス，レジオネラやクラミジア肺炎，デング熱など，他には悪性リンパ腫や薬剤熱なども鑑別に上がる．

原因によらず，成人の外来で呼吸数が毎分20を超えれば呼吸促迫，30を超える頻呼吸は要注意で，毎分40を超えれば危険である．毎分10以下の呼吸数も要注意である．救急外来などでは，不規則な呼吸は呼吸中枢の異常を示すので，急変に気をつける．

▶3) 脱水かうっ血か？

とくに高齢者の全身状態の把握や管理には水分管理が欠かせない．脱水では舌の乾燥［図5］，頸静脈拍動が臥位でもみえない，末梢が冷たい，尿量減少などが重要な所見である．皮膚の脱水所見としてよく知られているハンカチーフサイン（皮膚をつまみあげると，ハンカチーフをつまみ上げたと同じように，すぐには元に戻らない）は，高齢者では脱水がなくともみられるので診断的な価値は乏しい．浮腫は皮膚の細かいしわ（肌理）がみえにくくつやがよく光って見える［図6］．光るまでの浮腫でなくとも，肌理がみえにくく，左右差がある場合は局所の浮腫の可能性がある［図7］[8]．

身体所見（聴診を中心に）

Chapter 2 ▶ 身体所見（聴診を中心に）

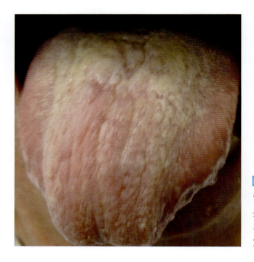

[図5] 脱水でみられる舌の乾燥
舌が濡れていなく，乾いた感じになる．長く続くと大きなひび割れのようにみえる．健常者でも朝食から時間が空いた昼食前では少し乾いた感じになる．

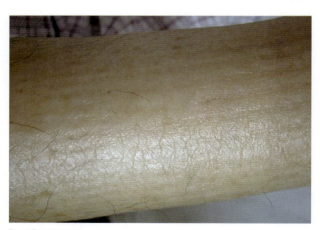

[図6] 下腿浮腫
皮膚が光っているのは浮腫を示す．少し縞が入っているように見えるのは靴下のゴムの痕で，指圧痕と同じ意味をもつ．60歳以上では健常者でも夕方になると靴下の痕は残るが，このように光るような浮腫にはならない．

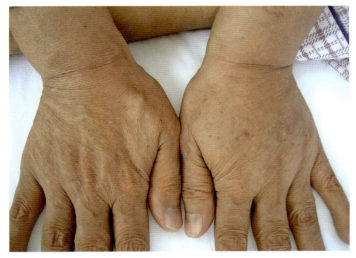

[図7] 左手にみられたわずかな浮腫
左手だけをみると単にふっくらしているようだが，肌理がはっきりしないのは浮腫のためである．浮腫も軽度であれば光ったりせずに，単にふっくらしているように見える．左右で比較することが重要である．この例は左肺尖部の癌で，鎖骨下静脈が圧迫されて浮腫を生じていた．手のむくみは腫瘍の消長をよく反映した．

▶4）浮腫

　高齢者では血管内脱水と浮腫が同時にみられることも多い．すなわち舌は乾燥し，下腿に浮腫を認める．この場合，利尿薬を使うと脱水が悪化する．肝の叩打痛や頸静脈怒張がなければ利尿薬は不要で，60歳以上の高齢者では血管透過性の亢進があり，健康な高齢者でも午後には足や下腿に若干の浮腫はみられる．靴下の痕が残る程度の下腿浮腫は病的とはいえない．活動量が少し落ちた高齢者では，多少の足背浮腫があるほうが元気である．逆に，重症の肺炎で呼吸状態が悪い場合は幾分脱水気味のほうが肺の水分量も減らせて安全に呼吸管理できる．

　心拍出量と前負荷の関係（Starling 曲線，［図8］）は慣れれば容易に，身体所見で捉えることができる．横軸の前負荷は体内の水分量を反映する．頸静脈怒張や浮腫があれば高く，うっ血傾向があれば，心音で1音が強勢になる．脱水であれば前負荷は低い．舌が乾燥する．フラットな臥位で頸静脈拍動がまったくみられないことも脱水を示す．

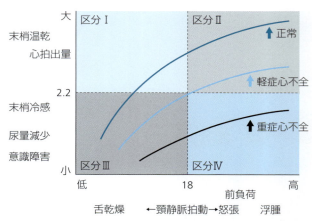

[図8] スターリング曲線
前負荷（横軸）と心拍出量（縦軸）の関係を示す．横軸の前負荷は拡張期終末圧，あるいは心房圧と考えてよい．体内の水分が多すぎるか，少なすぎるかの指標である．前負荷が低ければ脱水状態で舌が乾く（[図5]参照）がわかりやすい．前負荷が高ければ浮腫が生じる．とくに圧負荷もかかる下腿浮腫（[図6]参照）がわかりやすい．肝うっ血は肝（右季肋部）叩打痛でみる．頸静脈拍動の上縁をみれば実際の右房圧も推定できる．
縦軸は心拍出量である．十分な心拍出量があれば末梢は温かい．心拍出量が減ると，最初に末梢が冷たくなり，次に尿量減少（腎血流量減少）がみられ，さらに心拍出量が減ると意識障害（脳血流減少）となる．末梢が冷たくなってきたら尿量減少に注意し，尿量が減少すれば意識状態に気をつける．

　縦軸は心拍出量である．末梢が温かければ心拍出量は十分である．逆に四肢の末梢が冷たければ心拍出量は低い．末梢性チアノーゼのみられる例ではより低い．さらに尿量の減少や意識障害が加われば主要臓器の灌流障害もある重度の心拍出量の低下と考える．チェーン-ストークス呼吸は中枢神経障害だけでなく，循環遅延によっても起こるので，末梢冷感などの心拍出量の低下所見に気をつける．
　浮腫は，水分過剰の代表的な所見だが，低アルブミン血症のような膠質浸透圧の低下でもみられる．呼吸器疾患では肺性心で下腿浮腫がみられる．慢性呼吸不全でも比較的に活動量が多い例では，下腿浮腫ではなく顔が大きくなるような浮腫もあるので注意が必要である [図9]．高齢者の低アルブミン血症では，前胸部が光るような浮腫が特徴である [図10] [9]．

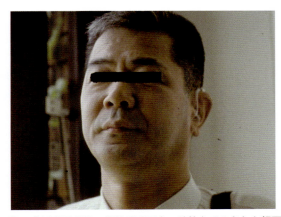

[図9] 活動量が多い慢性呼吸不全，肺性心でみられた顔面浮腫

顔面が浮腫んでいるというよりも，単に顔が大きくなったようにみえる．安静にして，十分な酸素投与を行い利尿薬も投与すると顔が小さくなっていく．

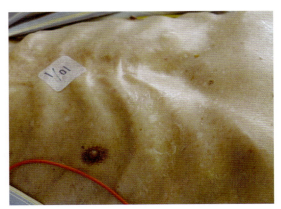

[図10] 低アルブミン血症でみられる前胸部浮腫

皮膚が薄くて光る．入院中の高齢者に多いが，外来でもときに見かける．血清アルブミンはおよそ2.5g/dL以下である．アルブミンの低下により血漿の膠質浸透圧が低下し，重力にあまり左右されない浮腫を生じる．

Chapter 2 ▶ 身体所見（聴診を中心に）

▶5）チアノーゼ

　　中心性チアノーゼは動脈血の酸素飽和度の低下，すなわち呼吸不全を意味する．手は温かい時でも指尖でチアノーゼがあり，口唇にもチアノーゼがある．末梢性チアノーゼは循環不全を意味する．指尖や四肢末梢の冷たい部分にチアノーゼを認める．チアノーゼは検者の爪を被験者の爪の横に置くとみやすい［図1］．貧血では，還元ヘモグロビンの量も減るためにチアノーゼを認め難いが，パルスオキシメーターで確かめられる．

▶6）頸静脈怒張

　　下部頸部の皮膚でみられる拍動の多くが頸静脈拍動である．呼気時の怒張は胸腔内圧を示す．高度の怒張と強い呼吸困難は緊張性気胸の可能性が高く速やかな対応が必要である．心拍に伴う頸静脈の拍動は右房圧を示し，拍動の最高点で右房圧が推定できる[10]．

▶7）発汗

　　四肢の冷たい汗は循環不全，ショックを意味する．四肢が温かくて発汗している場合は，単に暑いだけ，換気不全による炭酸ガス貯留，ウオームショック（グラム陰性菌性敗血症などによる）が考えられる．

▶8）ばち指

　　ばち指は COPD では稀で，間質性肺炎や肺癌の合併を疑う所見である．視診では，爪と爪床との間の窪みがなくなる．爪床部を検者の拇指と示指で挟んでみると軟らかい感じがする［図11］．石綿肺では比較的に早期にみられ，家族性や，肝硬変など肝疾患が原因のこともある．指先をよく使う仕事では指尖が発達，肥大してばち指のようにみえることがある［図12］が，拇指と示指で挟んでみると軟らかくないので，鑑別可能である．

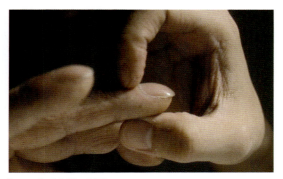

[図11] ばち指の触診
爪の付け根（爪床）を検者の拇指と示指で挟んで押してみる．ばち指では，ぶかぶかと浮いたような感じがする．自分（検者）の指と比べてみるとよくわかる．

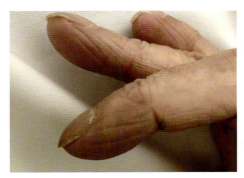

[図12] ばち指と紛らわしい指尖の膨隆
50年近く呉服商をしていた．反物を巻くのに指尖をよく使っていた．指尖が膨隆していて一見，ばち指のようにみえるが，よくみると爪と爪床との間の窪みが残っている．爪床を挟んで押してみても柔らかい感じはしない．このように指尖をよく使う仕事を長年月しているとばち指のようにみえることがある．

2. 触診，打診

Point 触診，打診では，頸部，上胸部で所見が多い．胸痛の原因も明らかにできる．ふくらはぎを触ると最近の運動能力が推定できる．

努力呼吸は頸部呼吸補助筋を使う．COPDでは主に胸鎖乳突筋，間質性肺炎では主に斜角筋を使う．鎖骨が呼吸で上下するかをみればわかる．胸鎖乳突筋の動きは視診で簡単にわかるが，斜角筋群の動きはみえにくい．これは鎖骨の上に拇

指を置いて確認できる［図13］．とくに間質性肺炎のように肺が固くなる疾患，肺結核後遺症のような胸郭の動きが悪くなる疾患では斜角筋を使った努力呼吸が多い．これは肺や胸郭が固く横隔膜が強く肺を引っ張る力に対抗するのには長くて細い胸鎖乳突筋よりも，第1・第2肋骨を取り巻くように支える斜角筋群のほうが役立つためと考えられる［図14］．

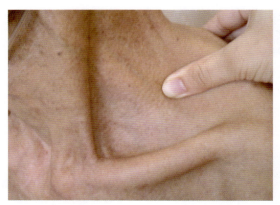

[図13] 斜角筋の触診
鎖骨の上，1～2横指の部分を拇指で触れるのが簡単である．呼吸をみながら触ると，吸気に伴って斜角筋が膨隆するのを触れる．間質性肺炎の患者で触ってみると，努力呼吸時の動きを触知できる．また，斜角筋に圧痛があれば上胸部の漠然とした痛みの原因と推定できる．

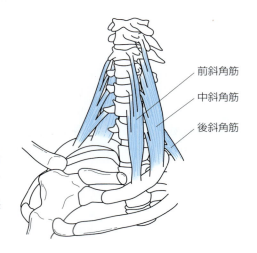

[図14] 斜角筋群と肋骨の関係
斜角筋群は，頸椎の横突起と第1肋骨を取り巻くように，また第2肋骨とは背側部を幅広く結ぶ．胸鎖乳突筋よりも短いが幅の広い筋群である．このため，肺と胸郭が横隔膜の収縮によって強く引っ張られるときに，胸郭の頭側でしっかりと踏ん張る役割がある．

前斜角筋
中斜角筋
後斜角筋

2. 触診，打診

頸部から上胸部にかけての触診は，漠然とした上胸部痛の診断にも役立つ．斜角筋に圧痛があれば片側の上胸部の痛みが斜角筋の筋肉痛と推定できる．斜角筋は第1・第2肋骨の内側，肋間筋の裏に付着するので，胸壁上からは肋間を押さえても圧痛はない．激しい咳の後，子供を抱く，重いものを持ち上げるなどの労作で発症する．上部胸肋関節の関節炎も意外に多い．とくに第2・第3胸肋関節に多い．関節とその周囲に圧痛があれば胸肋関節炎である．斜角筋の筋肉痛も，胸肋関節炎も女性に多い．Tieze症候群のように関節腫脹を伴う例は少ない[11]．胸痛は心臓や肺の重篤な疾患があるのでは，と心配して受診することが多いので，このように原因をはっきりさせると喜ばれる．

人工呼吸中などでは，胸壁に手掌を当てると，ゴロゴロした感じの低周波の振動を触知すれば気道分泌物の貯留である．聴診器で聴けば，後述のランブルが聴こえるが触診は着衣のままで簡単に行えるし，貯留部位もすぐに判定できる．

頸部では，胸鎖乳突筋，僧帽筋などの縦方向に，筋肉に沿って指の腹を滑らせて頸部リンパ節の触診をする．大豆大くらいまでで圧痛もなければ問題はない．鎖骨上窩リンパ節は，胸鎖乳突筋と鎖骨との付着部に拇指の指頭を入れるようにして触れる．悪性のリンパ節腫大では圧痛を伴う．

ばち指はCOPDでは稀で，間質性肺炎や肺癌の合併を疑う所見である．とくに間質性肺炎では頻度が高く，UIP（usual interstitial pneumonia）を疑う有力な所見である．ばち指は，視診で爪と爪床との間の窪みがなくなる．爪床部を検者の拇指と示指で挟んでみるとぶかぶかと軟らかい感じがする．肝疾患が原因のこともある．高齢者では，下腿（ふくらはぎ）を握ってみる．筋肉が細ければ長期間歩けなかったことがわかる．ある程度の太さがあっても，軟らかければ筋力が低下しており，少なくとも1週間ほどはあまり歩けていなかったと考えられ，歩行困難，転倒リスクがある．

打診は，胸郭内での肺の広がり，縦隔の位置，胸水の貯留を診るのに有用である．COPDでは，肺の過膨張により心濁音界が消失する．胸水は濁音界で貯留量が推定できる．シャツ程度なら着衣している上からでも十分に判断できる．打診は机で梁の入っている部分を当てる，などの練習で上達する．また，音を聴くだけでなく，胸壁に当てる中指の第一関節で音の響きを感じるとより精度が高まる．さらに，胸壁に手を当てて患者に「ひと〜つ」と発声させ，振動が触れにくくなる「声音振盪の減弱」で確認できる．

Chapter 2 ▶ 身体所見（聴診を中心に）

3. 聴診

Point 診療に役立つ聴診には，聴診器の当て方，呼吸のさせ方，聴診部位の選択と用語の理解が必要である．

　聴診は，今でももっとも情報が即時に得られる呼吸器疾患の診断技術である[12]．呼吸に伴って聴こえる音の総称が肺音（lung sounds）である．肺音を聴くには単に聴診器を患者の胸に当てるだけでは不十分で，難しくはないが，若干の技術を要する．聴診器の当て方，呼吸のさせ方が正確な聴診に不可欠である．用語を解説したのち，それぞれの音の発生と特徴，それに基づいた聴診のコツを解説する．肺の聴診で聴かれる音を呼吸音（breath sounds）とよばれることもあるが，正式には呼吸音と副雑音を合わせた呼吸で発生する音全体を肺音とよび，呼吸音は副雑音を含まない正常でも聴かれる音（肺胞音と気管支音）を指す．

▶1）肺音（呼吸）音の表記と意味

　肺音は，正常で聴かれる呼吸音（病的状態でも聴かれることがある）と，それ以外の副雑音（クラックル，ウィーズなど）に分けられる．呼吸音は肺胞音と気管支音に分けられる．肺胞音は正式には肺胞呼吸音（vesicular breath sounds），気管支音は気管支呼吸音（bronchial breath sounds）が正式名称だが，肺胞音，気管支音は呼吸器学会でも認められている略称で，ここではすべて肺胞音，気管支音と記載する．肺で発生する副雑音がラ音である．断続性（クラックル）と連

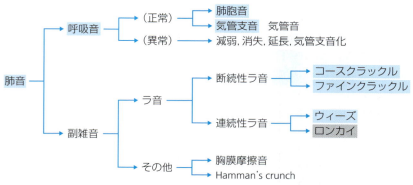

[図15] 肺音の分類（肺の聴診に関する国際シンポ，三上 1985 を一部改変）

続性（ウィーズ，ロンカイ）に大別される．胸膜から発生する副雑音は胸膜摩擦音と Hamman's crunch で，その他の副雑音に分類される [13, 14] [図15]．肺音研究会では英語表記との整合性や，日本語では単複を使い分けない，などを考慮し，副雑音の表記をカタカナ表記に統一することを提案している．英語の肺音表記は多くの場合，複数形でされるので，日本語主体のカルテ記載では単数形（wheeze，crackle など）と複数形（rhionchi：単数形は rhonchus）が混在してわかりにくくなる．

▶2）呼吸音の発生機序からわかる聴診の仕方

呼吸音は気道（主に太い気管支）で発生する気流の乱流が気道壁を振動させて発生する．その音を肺組織，皮下組織，皮膚を通して胸壁上の聴診器で聴いている．乱流が発生するには流体のレイノルズ数 2,000 以上が必要になる．安静換気でレイノルズ数が 2,000 以上になるのは気管のみである [15] [表1]．自分で聴診器を当てて呼吸音を聴いてみても，本当に静かに呼吸すれば頸部の気管の上以外ではほとんど音は聴こえない．このため安静時の聴診でも患者に，ある程度大きな息をさせなければ肺音は聴こえない．

肺組織は高音を通しにくいが（high cut filter），それでも呼吸音は 200 ～ 500Hz 程度と心音（100Hz 程度まで）に比べて高い白色雑音である [16]．このため，心音の聴診よりも聴診器をしっかりと押し付けるようにしないとよく聴こえない．またチェストピースと皮膚との擦れ音も問題になるので，擦れ音を発生さ

[表1] 計算で求められた気管，気管支のレイノルズ数（毎分 15 回，500mL/ 秒で換気）

安静換気でレイノルズ数が 2,000 を超えるのは気管だけである．しかし，少し大きな息をすればレイノルズ数が数倍に増えるので，主気管支，葉気管支，区域気管支でも乱流が発生し，呼吸音が聴こえるようになる．
（世羅，谷下： Medical Imaging Technology 2002による）

分岐の世代	d (cm)	l (cm)	0.5L/s. 0.25Hzで換気			
			Re	α	α^*	ε
気管	1.80	12.0	2,325	2.9	0.69	0.096
主気管支	1.22	4.76	1,719	2.0	0.55	0.035
気管支	0.83	1.90	1,281	1.3	0.43	0.013
3	0.56	0.76	921	0.91	0.34	0.005
4	0.45	1.27	594	0.73	0.35	0.010
5	0.35	1.07	369	0.57	0.35	0.010

[表2] 肺音と心音の聴診の違い

	肺音	心音
聴診器の当て方	少し強めに押し付ける	しっかりと当てる
呼吸のコントロール	大きく早めにする	必要に応じて停止させる
聴診器を当てる箇所*	4カ所	1カ所（Erb領域）
聴きどころの周波数	200〜800Hz	200Hz以下
ベル型を使うとき	皮膚との擦れ音の排除	3音，4音を聴くとき

*呼吸器疾患の診察におけるルチンの聴診箇所．心雑音やギャロップなどの異常があれば増やす．
 Erb領域で決まって聴診すると1音，2音の強勢や三尖弁逆流も聴きやすい．

せないためにも，しっかり押し付ける必要がある．それ以外にも心聴診とは異なった聴き方になる点がある［表2］．

▶3）聴診器の構造と選び方［図16］

聴診器はチェストピース（ヘッド），チューブ，ビノーラルとイアーピースからできている．ヘッドはベルとダイアフラムの切り替えができるものと，ダイアフラムだけのシングルヘッドがある．

チューブは手で持てる長さでは，長くても音の減弱はほとんどない．使いやすい長さと固さのものを選ぶ．柔らか過ぎると曲げたときに内腔が狭くなり音が聴

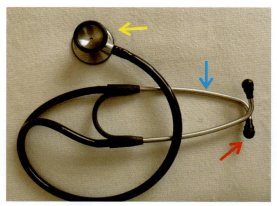

［図16］聴診器の構造
チェストピース（黄矢印：手前がベル面，下向きが膜＝ダイアフラム面），黒いプラスチック製のチューブにつく金属管の部分がビノーラル（青矢印），耳に当たるゴム（プラスチックもある）がイアーピース（赤矢印）．

こえにくくなる．リットマン型ではチューブを切れないが，ラパポート‐スプレーグ型では2本のゴム管を容易に切断できる．ゴム管とチェストピース，ビノーラルの接続部が傷んだら1cmほど切るだけでまた同じように使えるので，最初に切り過ぎないようにする．

　ビノーラルのバネは強さが適切でねじれにくいものを選ぶ．さらに，ビノーラルの角度を音が聴こえやすいように調整するが，これも取付が固すぎると動かせず，緩いと聴診器を持つたびに微妙に角度がずれて音が聴こえにくくなる．バネの強さ，ねじれにくさ，角度調整が選ぶ基準である．

　ダイアフラムは高音を聴くのに適しており，肺音の聴診は主にダイアフラムを使う．国産の聴診器も優れた高音の聴診性能がある．ベルは低音を聴くのによいとされているが，肺音の聴診では皮膚とダイアフラムの擦れ音がクラックルと紛らわしいときにベルに切り替えてしっかり押し付ければ摩擦音は排除できる．最近はダイアフラムの材質がよくなり皮膚との擦れ音がでにくい製品も多く，ダイアフラムのシングルヘッドも使いやすくなった．シングルヘッドは寝たままの重症患者で肺炎の起こりやすい背部に差し込んで聴くのに便利である．

▶4）聴診器の持ち方 [図17]

　聴診器は呼吸に伴う胸壁の動きに合わせて，接触面が安定するように保持する．寝たきり状態の患者の背面の聴診にはシングルヘッドに指を沿わせるように持って，ヘッドを手背で押し下げながら差し込んでいくと聴きやすい．痩せた患者の聴診では，ダイアフラムの中心が肋骨の真上にくるように置くと比較的によく聴こえる．

　肺の聴診は，前胸部4カ所，背部で4カ所聴くのを標準としている．それぞれの部位でよく聴かれる肺音があるので念頭に置いて聴診する[図18]．左右交互に聴き比べていく．呼吸音に左右差があるときは，聴診しているときの呼吸が左右で同じような呼吸になっているかにも気をつける．呼吸の大きさが違えば肺音の大きさも違ってくる．肺の聴診は胸部の前後それぞれ8カ所という成書もあるが，これだけ聴いてもカルテ記載が困難である．前述した前後4カ所ずつの聴診をルチンとし，所見がありそうなところの所見を加える．

　前胸部の上はそれぞれ上葉で，深吸気で喘息の吸気ランブルがよく聴かれる部位である．前胸部の下は右が中葉，左が舌区に当たる．アレルギー性鼻炎などの合併があると，ランブル，ロンカイやクラックルがよく聴かれる．鼻炎に関連する喘息症状の悪化を捉えやすい．簡単にいえば，前胸部で何らかの副雑音があり，

Chapter 2 ▶ 身体所見（聴診を中心に）

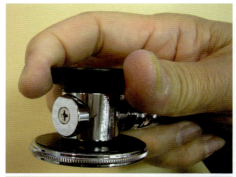

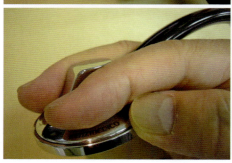

[図17] 聴診器の持ち方

聴診器はチェストピースをしっかり固定し，なおかつ呼吸に伴う胸壁の動きに合わせられるように保持する．両面が使える機種では上の図のように持つ．シングルヘッドも同じように持てばよいが，寝たきり状態の患者の背面の音を聴く場合は，下の図のように指を沿わせて，手背でヘッドを押し下げるようにして差し込む．

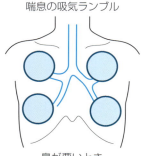

喘息の吸気ランブル

鼻が悪いとき

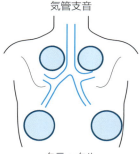

気管支音

クラックル

[図18] ルーチンで聴診する部位

前胸部の上は深吸気で喘息の吸気ランブルがよく聴かれる部位である．前胸部の下は鼻炎があると，連続性，断続性ラ音がよく聴かれ，鼻炎に関連する喘息症状の悪化を捉えやすい．

背部の上はあまり所見のないことが多い．背部の下は，間質性肺炎で左右ほぼ対称にクラックルが聴かれる．誤嚥性肺炎では右に聴かれることが多いが，患者の好む体位で異なる．座位で長時間動かないと，最初の深吸気でクラックルが聴かれるが，大きく咳をさせて消失すれば病的な意義はない．

背部できれいな呼吸音が聴かれれば鼻炎で悪化がある.

　背部の上は左右とも上葉で，肺炎も起こりにくく，あまり所見のない部位である．正常では肺胞音が多いが，気管支音が聴かれることも比較的に多い．背部の下は左右とも下葉の肺底部である．間質性肺炎では左右，ほぼ対称にクラックルが聴かれる．誤嚥性肺炎では片側性で右に聴かれることが多いが，両側，左だけなど患者の好む体位で聴取される部位も異なる．肺底部のクラックルは，外来で数十分待った，など座位であまり動かないと，健常者でも最初の深吸気で聴かれる．クラックルは，数回大きく咳をさせて消失すれば病的な意義はない．

　肺の聴診の前に心音を聴いておくと頻脈，心悸亢進，1音の強勢などの心不全や肺うっ血を疑う状態かどうかがわかる．Erb領域（第3肋間，胸骨左縁）が多くの場合，一番心音を聴きやすい部位である．1音が普段よりも強く聴こえるときは左房圧が高く，僧帽弁が強く閉じる状態と考えられる．正確には第2肋間胸骨左縁で2音よりも1音が強ければ1音強勢である．

　呼吸器疾患の心音で憶えておくと便利なのは，肺高血圧の所見である．正常では2音の肺動脈成分（IIp）は大動脈成分（IIa）よりもずっと弱い音で，心尖部では聴かれない．肺高血圧では肺動脈の閉鎖音が強くなる．つまりIIpが亢進する．もし心尖部で2音が分裂していればIIpも聴こえており，肺高血圧と診断できる．心尖部で2音の分裂があれば三尖弁逆流の可能性が高いので，Erb領域で吸気時に強くなる収縮期雑音がないかに気をつける．

▶5）肺胞音と気管支音

　前に述べたように，少し大きな息をさせて聴こえるのが，正常呼吸音である．肺のほとんどの部位での正常呼吸音である肺胞音は，吸気音が大きくはっきり聴こえるが，呼気音は小さく聴取しにくい[図19]．肺野の大半（[図18]の背部の上部以外）でこの肺胞音が聴かれれば正常である．肺胞音で吸気が強く聴かれるのは，1）吸気では気流が気管支の分岐に当たるので，乱流ができやすい，2）吸気では気流が胸壁の聴診器のほうに向かう，が考えられている．呼気では気流は太い気道に合流していき，また気流も聴診器から遠ざかっていく．気管支音は気管や主気管支に近い胸壁で聴かれるが，その範囲はかなりの個人差がある．

　肺胞音は吸気が450Hz程度まで，呼気は250Hz程度まで聴こえる白色雑音である．気管支音では吸気が500Hz程度，呼気が450Hz程度まで聴こえる[16]．通常の聴診環境では，感覚的に，肺胞音では呼気音がほとんど聴こえず，気管支音では呼気音が吸気音と同じくらいはっきりと聴こえる．頸部に聴診器を当てた時

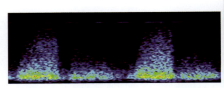 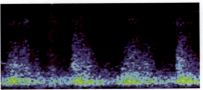

[図19] 肺音図（サウンドスペクトログラム）でみた肺胞音（左）と気管支音（右）
横軸が時間で約6秒，縦軸が周波数で右の気管支音のピークが約500Hz，音の強さは明るさで表す．いずれも2呼吸周期を示す．肺胞音では吸気が強く450Hz程度まで聴かれ，呼気は弱く250Hz程度までの白色雑音である．気管支音では呼気と吸気にほとんど差がない．吸気で500Hz程度，呼気で450Hz程度までの音が聴こえる．

の気管音とほぼ同様である．肺胞音と気管支音の中間の音もある．気管に近い部分から離れても呼気が聴こえるときは，気管支音化である．

気管支音化は，気道狭窄でも，肺胞の硬化（間質性肺炎，感染性肺炎など）でも起こる．気道狭窄では軽度の狭窄で乱流が発生しやすくなるために呼気の音もはっきりと聴こえるようになる．気管支喘息のコントロールが不十分なとき[17,18]，喘息発作の初期，肺癌や異物などによる気道狭窄でも聴かれる．小児喘息の非発作時でも吸気音のピッチが高ければ重症であり喘息コントロールが改善すればピッチが下がる[19]．

肺線維症（間質性肺炎）では，肺底部を中心に気管支音が聴かれる．これは肺胞が本来もっている高音に対するハイカットフィルターが効かなくなるためである．肺炎でも同様に肺胞に浸出液がたまると空気よりも音の伝道がよくなり，気管支音化する．しかし，間質性肺炎や肺炎ではクラックルも聴かれることが多いので気管支音化は注意しないと聴き逃がす．クラックルは気道内の水分や末梢気腔の虚脱を示すが，気管支音化は肺の固さを反映するので，病的肺の性質の別の側面をみていることになる．

▶6）副雑音

副雑音は，ラ音（肺から発生する）と，その他の副雑音（胸膜や心膜から発生する）に分けられる．ラ音はさらに連続性と断続性に分けられる．副雑音は気道が狭窄しているとき（ウィーズなど）や，肺が固くなったとき（クラックル）に発生する．すなわち呼吸効率の悪い部分から発生する．軽症患者は無意識にそのような部分を使わずに呼吸している．ウィーズの聴診には強めの呼吸，クラックルは拡がりにくい部分も拡がるような大きな吸気がないと発生しないことを念頭

に置いて聴診しなければならない.

▶7) 連続性ラ音

連続性ラ音は音の性質（高さ）によって，ウィーズ（wheezes: 喘鳴），ロンカイ（rhonchi: 低調性連続性ラ音）とする．気道分泌物の貯留を示すゴロゴロ音も従来はロンカイに含まれていたが，本来の定義である低調ウィーズと区別するためにランブル（rumbling rhonchi）とよび，連続性ラ音に加えている.

断続性ラ音は，音の性質，聴かれるタイミングによってファインクラックル（従来の主な表記は fine crackles: 小水泡音）とコースクラックル（coarse crackles: 大水泡音）に分けられる.

ウィーズ，ロンカイ，ランブルのような連続音は気道病変を，クラックルのような断続音は肺胞病変を表す．このため，ウィーズやロンカイでは胸部 X 線の異常は認めず，クラックルでは胸部 X 線の異常を認める可能性が高い．とくに副雑音の聴診は胸部 X 線の所見の推定にも役立つ.

▶8) ウィーズとロンカイ，ランブル［表3］

連続音として聴かれる副雑音で，気道病変があることを示す．やや高調のウィーズと低調なロンカイ，ランブルに分けられる．およそ 200 〜 300Hz 以上の連続性ラ音をウィーズ，それ以下の周波数の連続性ラ音（低調ウィーズ）をロンカイとよぶ．ランブルは主に 50 〜 100Hz の低いゴロゴロ音である．ウィーズは規則正しい振動の楽音である．モノフォニックウィーズはヒュ〜のような澄んだ音でその性質をよく表している．ポリフォニックウィーズはギューのような濁った音で楽音には聴こえないが，これは不協和音になるためである.

喘息のウィーズは周波数が変動するのが特徴［図20］なのでロンカイと周波数で区別するのは現実的に困難である．聴いてみて高いヒュ〜という感じがウィー

［表3］ウィーズ，ロンカイ，ランブルの特徴と聴き方

音の性質	ウィーズ* 楽音（不協和音もある）	ロンカイ 楽音	ランブル 雑音
周波数	200 〜 300Hz 以上	200Hz 以下	50 〜 100Hz
示唆する病態	気道狭窄	気道狭窄	気道分泌物の貯留
聴き方	早く強く呼吸させる	ウィーズと同じ	深く呼吸させる

*スクオークは吸気のショートウィーズである（どのような場合にスクオークと記載するか，は本文参照）.

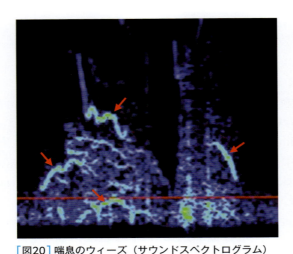

[図20] 喘息のウィーズ（サウンドスペクトログラム）
前半が呼気，後半が吸気のウィーズ（矢印）である．青緑の明るい線として認められる．赤の横線が200Hzである．それよりも周波数の低い成分もあるが，およそ300Hzを超える成分が多く，ウィーズとよべる．呼気は何本もの明るいウィーズの線があり，ポリフォニックウィーズである．吸気は1本の線でモノフォニックウィーズである．喘息のウィーズはこのように周波数が変動するのが特徴である．

ズ，低いク〜という感じがロンカイと割り切ってよい．

　ウィーズもロンカイも，一定以上の気流速度がなければ発生しない．口笛と同じで一定以上の気流速度がなければ渦流が発生しないからである．気道攣縮が高度で，強い呼吸が必要な状況では聴診器を当てるだけでウィーズが聴かれる．それ以下の程度の喘息発作や自覚症状の乏しいときには，聴診するときには少し強めに呼吸させることが必要である．末梢気道の炎症（狭窄）が強い場合は，最後までしっかり呼出させないと聴こえないことも多い．しっかり最後まで呼出しないと気道狭窄の強い（時定数の長い）末梢気道からは一定以上の気流が発生しないためである．喘息やCOPDの悪化で息切れは強いがウィーズはない患者（silent chest）でも，しっかりと呼出，吸気させると呼気の終末にウィーズを聴取することが多い．軽症患者では，ウィーズが発生しない楽な呼吸を無意識にしている．

　ウィーズは単音性と多音性に分けられる[図20]．単音性（モノフォニック）ウ

ィーズは，比較的澄んだ単一周波数の連続音で，擬音ではヒュー，キューと表現
できる．喘息では比較的軽症な気道攣縮で聴かれ，β刺激薬の吸入で速やかに改
善する[10]．腫瘍などによる気道狭窄では同じ部位で常に聴かれる．多音性（ポリ
フォニック）ウィーズは濁った連続音で，ギューなどと表現できる．気道炎症の
ひどい時に聴かれ，全身的なステロイド投与が必要である[17]．[図20]の例のよ
うに，呼気でポリフォニックウィーズ，吸気でモノフォニックウィーズの場合の
治療はポリフォニックウィーズの治療になる．

　ウィーズの9割は，頸部の聴診でも聴こえる．これは上気道狭窄，声門機能異
常と同じだが，上気道が音源のウィーズ様の雑音（stridor：ストライダー）は左
右の肺野では頸部に比べて幾分弱くなり，ほとんど左右差がない．ストライダー
は吸気に聴かれることが多い．喘息発作では広範にウィーズが聴かれる場合でも
左右差，部位による強弱がある．[図20]の例のように，ポリフォニックウィーズ
とモノフォニックウィーズが吸気と呼気でほぼ同時に聴かれることがあるが，こ
の場合の治療対応はポリフォニックウィーズと同様になる．

　喘息のウィーズも前頸部で気管の上に聴診器を当てればよく聴こえる．とくに
救急処置などの場合には気管上での聴診が役立つ．ただし，上気道由来のウィー
ズ様の音，ストライダーと区別が重要である．ストライダーは胸部の聴診では左
右差がない．

　ウィーズが300Hz以上の連続音であるのに対し，ロンカイは300Hz以下とさ
れているが，実際に聴診した音を解析してみると200Hz以上の音はウィーズと
認識されやすい．[図20]で示した例でもウィーズは300Hzを少し下回るが，明
らかにウィーズと認識される．音のピッチの低い方が気道狭窄の程度が軽いとい
う印象はある以外，ロンカイとウィーズの臨床的な意味は同じである．

　スクオーク（squawk）は，間質性肺炎の主に吸気でクラックルの直前に聴かれ
る短い（0.2秒ほど）ウィーズである．ピュあるいはキュと表されるごく短いウ
ィーズである．間質性肺炎で虚脱していた気腔が急に開くときに支配気管支を気
流が通過するときに発生すると考えられている．肺炎でも聴かれるが，気道分泌
物があることを示している．さほど珍しい所見ではなく，注意すればよく聴かれ
る[20]．

　すこし高いピッチの音をスクイーク（squeak）と使い分けることもあるが，最
近はスクオークで統一されている．このような短いウィーズすべてをスクオーク
とよぶこともあるが，肺炎，間質性肺炎で聴かれる以外は単にショートウィーズ
と記載してよい．

連続音では，喀痰など気道分泌液の多い時に聴かれる低調な連続音（ドロドロ，ゴロゴロ）も重要である．ロンカイに含めることもあるが，我々は気道分泌物貯留という意味をはっきりさせるためにランブル（rumble＝ゴロゴロ音）*と表記している．喀痰の貯留，気道分泌液が多い場合に聴かれる[21]．人工呼吸管理には喀痰吸引やドレナージの指標となる必須の所見である．非発作時の喘息では気道炎症のコントロール不良で吸入ステロイド薬，抗炎症薬が足りないと判断できる．

▶9) クラックル

クラックルは，断続性（持続時間＜25msec）の破裂音で，音の性質と聴かれるタイミングによってファインクラックル，コースクラックルに分けられる．ファインクラックルは，連続する細かく揃った破裂音で，パチパチ，パリパリと表現される．吸気の始まりから少し間をおいて終末まで続く．コースクラックルは粗い断続音で吸気の始まりから聴かれ，吸気前半に強いことが多い．

クラックルはいずれも肺胞病変があることを示す音で胸部X線でも異常を認めることが多い．コースクラックルとファインクラックルに分類すると，病態の推定に役立つが，聴き分けが困難なことも多い．サウンドスペクトログラムでは，ファインクラックルでは1kHz前後に，コースクラックルでは500Hz以下に音のピークがある［図21］．この高音成分のためにファインクラックルは高く，細かい感じの音に聴こえる[22]．

コースクラックルは気管支から肺実質（＝肺胞腔内）に水分が溜まっている状

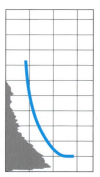
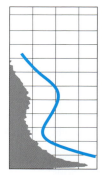

［図21］クラックルの音の強さの周波数分布（横軸は音の強さ，縦軸は周波数で1目盛り200Hz）

左のコースクラックルは，最高1.2～1.5kHzくらいで裾広がりの周波数分布を示す．右のファインクラックルは1kHzくらいにピークがあり，700Hzくらいに腰のある周波数分布を示す．

---

*International Lung Sound AssociationではRumbling rhonchiとしている．

態を示し，肺炎，肺水腫で聴かれる．細菌性肺炎で胸痛を伴えば，胸痛がある部位の周囲で聴取される．気管支拡張症では喀痰が多い時期に聴かれる．マイコプラズマ肺炎などの非定型肺炎では聴こえにくいが，ファインクラックルに近いクラックルや，明らかなコースクラックルが聴かれることもある．

コースクラックルが左右対称に聴かれるのは副鼻腔気管支炎と肺水腫である．副鼻腔気管支炎では両側前下胸部（右中葉，左舌区）で聴かれ，画像でも拡張した気道周囲に軽度の浸潤影を認めることが多い．ランブルも聴かれることがある．肺水腫では左右対称に背面に強く聴かれる．

ファインクラックルは細かい揃った音で，肺の間質病変，線維化を示す．主に両側肺底部で聴かれる．ファインクラックルは高周波成分が大きいだけでなく，持続は吸気時間全体の50％以上を占め，吸気の始まりから一瞬おいて始まり吸気の終末近くまで聴かれる[23]．両側肺底部で聴かれたら間質性肺炎である可能性が高い．治療経過と対比すると，画像よりも肺音のほうがより自覚症状の変化，病態の変化をよく反映している．間質性肺炎でも，急性増悪ではコースクラックルに近い音色になる[24]．

▶10）その他の雑音

胸膜摩擦音は，胸腔鏡下の手術などの後に高頻度に聴かれ，少量の胸水貯留を示唆する．クラックルに似た音だがパリパリよりもカサカサに近い．Hamman's crunch は，縦隔気腫や左気胸のときに，心周囲で心拍に伴いクラックル様の音が聴かれる．クラックルとの聴き分けは困難である．画像所見が簡単に得られる現在では，診断的な意義は大きくはない．

▶11）肺聴診のトレーニング

肺の聴診には上述の知識は不可欠だが，実際の音を聴いて憶える必要もある．音源によっては解説と音が一致しないものがある．もっとも優れた音質の音源は米丸らの CD[25, 26]で，数種市販されているが，いずれも同じ音源である．工藤らの CD[27]は肺音研究会によるもので，わが国の肺音研究の集大成である．著者らの解説本[15, 28]では，サウンドスペクトログラムによる解析画像を見ながら音をきけるウエブでアクセスできる．また，音の発生メカニズムに関して図説されている．中野は自作の音響解析無料ソフトを公開，解説しており音響学的な詳しい解説がされている[29]．岡の著書の音源も充実していおり，わかりやすい図説もある．いずれも推奨できる音源で解説を読みながら聴き比べていただきたい．

Chapter 2 ▶ 身体所見（聴診を中心に）

➡ まとめ

　　呼吸器のプライマリケアに必要と思われる身体所見について解説した．大変な作業に感じられるが，慣れればこれらの所見すべてで 2 〜 3 分以内に確認できる．肺の聴診には少し大きな息をさせる，聴診器をしっかり当てるなど若干の技術が必要である．使いこなせれば診療の大きな力になる．

■文献

1) McGee S. Evidence-based Physical Diagnosis. Philadelphia; Saunders; 2001.

2) Gibson GE, Pulsinelli W, Blass JP, et al. Brain dysfunction in mild to moderate hypoxemia. Am J Med. 1981; 70: 1247-54.

3) 宮城征四郎．ベッドサイドの呼吸器病学（2）－胸部理学所見による呼吸器疾患のオリエンテーションー．Medicina．1990; 27: 348-50.

4) 千住秀明, 長坂行雄, 李　龍植, 他．万歩計による呼吸リハビリテーションの評価．理学療法と作業療法．1980; 14: 705-11.

5) 長坂行雄．Dr. 長坂の身体所見でアプローチする呼吸器診療 13．common disease の身体所見②間質性肺炎とその周辺．呼吸器ジャーナル．2018; 66: 490-8.

6) 長坂行雄．Dr. 長坂の身体所見でアプローチする呼吸器診療 12．common disease の身体所見①喘息と COPD．呼吸器ジャーナル．2018; 66: 351-8.

7) 長坂行雄．Dr. 長坂の身体所見でアプローチする呼吸器診療 1．呼吸器疾患の診断－最初はバイタルサインから．呼と循．2016; 64: 372-6.

8) 長坂行雄．脱水かうっ血か？　In: 楽しく学ぶ身体所見　呼吸器診療へのアプローチ．東京: 克誠堂; 2011. p.19-22.

9) 長坂行雄．Dr. 長坂の身体所見でアプローチする呼吸器診療 9．スターリング曲線とスターリングの式（equation）．呼吸器ジャーナル．2017; 65: 518-25.

10) Consatant J. The jugular pulse. In: Bedside Cardiology. 2nd ed. Little Brown; 1976. p.69-99.

11) 長坂行雄．Dr. 長坂の身体所見でアプローチする呼吸器診療 5．胸痛の診察．呼と循．2016; 64: 777-83.

12) Murphy RLH. In defence of the stethoscope. Respir Care. 2008; 53: 355-69.

13) 三上理一郎．肺の聴診に関する国際シンポジウム．日医師会誌．1985; 94: 2050-5.

14) 工藤翔二．肺聴診の歴史散歩. In: 工藤翔二, 監修．聴いて見て考える肺の聴診．東京: アトムス; 2014. p.1-4.

15) 長坂行雄．呼吸音はどのように発生するの？　In: 一番最初に読みたいナースのための肺の聴診．京都: 金芳堂; 2016. p.18-23.

16) Nagasaka Y, Yasuda S, Ieda Y, et al. Sound spectrogram analysis of vesicular and bronchovesicular breath sounds in asymptomatic asthmatic subjects. Respirology. 2006; 11: a143.

17) Nagasaka Y. Lung sounds in bronchial asthma. Allergol Int. 2012; 61: 353-63.

18) Shimoda T, Nagasaka Y, Obase Y, et al. Prediction of airway inflammation in patients with asymptomatic asthma by using lung sound analysis. J Allergy Clin Immunol Pract. 2014; 2: 727-32.

19) Habukawa C, Nagasaka Y, Murakami K, et al. High-pitched breath sounds indicate airflow limitation in asymptomatic asthmatic children. Respirology. 2009; 14: 399-403.

20) 小山泰弘, 塩谷直久, 成田亘啓, 他. "Squawk"の音響学的解析. 日胸疾会誌. 1987; 25: 880-7.

21) Nagasaka Y, Yasuda S, Habukawa C. Are "rhonchi" just a low pitch wheezes denoting bronchial narrowing or rumbling sounds denoting retained bronchial secretion?. Proceedings of 35th ILSA 2010, Toledo, Ohio.

22) Tsuchiya M, Nagasaka Y, Sakaguchi C, et al. Sound spectrographic characteristics of fine and coarse crackles. Proceedings of 39th ILSA, 2014 Boston.

23) 保田昇平, 家田泰浩, 野村佳世, 他. IPF（典型的間質性肺炎）のファインクラックルは必ずしも吸気の終末ではない. 薬理と臨床. 2010; 20: 293-7.

24) 土谷美知子, 長坂行雄, 山崎岳志, 他. ファイン・クラックルとコース・クラックルの音響学的特徴とその可視化. 日本臨床生理学会雑誌. 2015; 45: 113-9.

25) 米丸　亮, 桜井利江. ナースのためのCDによる呼吸音聴診トレーニング. 東京: 南江堂; 2001.

26) 川城丈夫, 菊池功次, 阿部　直, 他. CDによる聴診トレーニングー肺音編ー. 東京: 南江堂; 1993.

27) 工藤翔二, 監修. 聴いて見て考える肺の聴診. 東京: アトムス; 2014.

28) 長坂行雄, 畠中陸郎. 呼吸器カンファレンス. 京都: 金芳堂; 2015.

29) 中野　博. 肺聴診エキスパート. 東京: リブロ・サイエンス; 2015.

30) 岡　三喜男. 読む肺音 視る肺音: 病態がわかる肺聴診学. 東京: 金原出版; 2014.

〈長坂行雄〉

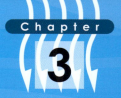

Chapter 3

画像
（胸部単純X線写真を中心に）

> **Point**
> 胸部単純X線の目的のひとつは，正常を正常と診断できるスキルである．
> このためには，正常解剖の正確な理解が必須である．異常所見の検出は，
> その作業が正確に行われれば困難ではない．

1. X線写真が胸部と相性がいい訳は？

　X線写真と胸部は相性がいい．それはX線写真の成り立ちと，胸部の解剖の特徴を理解するとわかりやすい．X線写真は以下によって成り立っている．

1. コントラスト
2. 接線
3. シルエットサイン

　コントラスト［図1］は，空気，軟部組織，骨組織のX線透過性の差によるものであり，胸部にはこれらが以下のようにバランスよく存在する；空気（気管，気管支，肺），軟部組織（心臓，大血管，肺血管，縦隔，横隔膜），骨組織（椎体，肋骨，鎖骨，肩甲骨）．

　接線［図2］は，X線の方向に接線を形成する構造でのみその境界が線構造として認識されることであり，心臓の辺縁，血管の辺縁が明瞭に描出されるのはこの

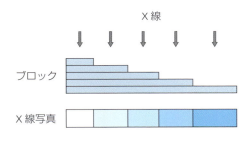

[図1] コントラスト
体内の構造がX線をどの程度吸収するかによってX線写真の濃淡が決まる．

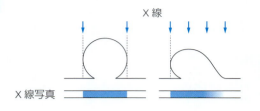

[図2] 接線
X線の方向に接線を形成する構造でのみその境界が線構造として認識される.

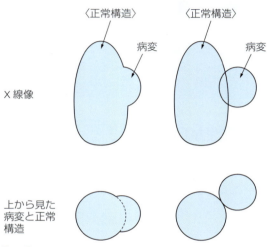

[図3] シルエットサイン
病変が正常構造に接しているとその境界は不明瞭となり（陽性），離れているとそれぞれの境界が描出される（陰性）.

ためである．後述する様々な肺縦隔境界線もX線方向に対して接線を形成しているために描出される．また肺内の腫瘤性病変の全周が描出されるのもこのためである．一方，胸膜に広い裾野を形成するような胸膜腫瘍などはその立ち上がりは接線を形成しないために辺縁が不明瞭となる．

シルエットサイン[図3]は，含気を低下させる肺内病変が，ある正常構造に接している場合に，その辺縁が不明瞭となるという現象であり，これによって2次元の画像においてでも，病変が近傍の正常構造と3次元的にどのような位置関係にあるのかを推測できる．

以上のように，胸部はX線写真の成り立ちの基本を適応させるのにきわめて都合の良い解剖学的部位ということがわかる．

2. どこでも CT,とりあえず CT

　日本の CT 稼働台数は,OECD 加盟国の中でも断トツの 1 位であり,どんなに小さな病院でも必ず CT があるのは日本ぐらいのものである.このある意味異常な availability が臨床医の CT の適応を麻痺させている可能性がある."とりあえず CT",このスタンスが実際に多くの臨床の場面における真相であろうし,胸部の画像診断においても然りである.[表1]に,胸部単純 X 線写真と胸部 CT の被曝線量,医療費をまとめてみた.果たして,我々は,胸部 CT において,単純写真 100 枚分の医療被曝を正当化できる情報を得ているであろうか? あるいは,単純撮影 7 回分の医療費に相当する情報を患者に還元しているであろうか? これまで野放しであった患者の放射線被曝に関しては,今後モニタリング方法の普及と共に管理が厳しくなっていく.

[表1] 胸部単純 X 線写真と胸部 CT の被曝線量,医療費

	被曝線量	費用(3割負担の支払額)
胸部単純X線	0.05mSv	2,100円(630円)
胸部単純CT	9.1mSv	14,700円(4,410円)

3. 胸部単純 X 線写真はなくなるのか?

　このような CT 文化の日本の医療において,果たして胸部単純 X 線写真は今後消滅するのであろうか? 答を言うと,しばらくはその可能性はないと考える.現在 CT の被曝線量は単純写真レベル程度に近づきつつあるが,たとえそういった超低線量の CT が発達したとしても,胸部画像診断が必要な患者すべてに CT を撮影することは,物理的にも,医療経済的にも,また読影システムの面でも困難であろう.胸部単純 X 線写真は,呼吸器診療あるいは一般診療のルーチン検査としてすでに定着している点,多くのクリニカルパスにすでに組み込まれている点,安価である点,簡易である点,いかなる規模の医療施設でも検査が可能である点,などの利点はまだ大きい.

4. 胸部単純 X 線写真は誰が読む?

　欧米では,単純 X 線写真には放射線科医のレポートが必ずついてくる.一方,

日本では，胸部単純 X 線にレポートが一緒に返ってくる施設はほとんどない．放射線科医は，増加の一途を辿る CT, MRI, PET などの読影に忙殺され，とても単純 X 線写真の読影に手が回らない．しかし，胸部単純 X 線はルーチンワークとして組み込まれているために，ほぼ全ての診療科の多くの患者で撮影が行われる．これらは結果として主治医自らが読影し，所見を把握しなければならない．胸部単純 X 線は他の画像診断とは異なり，あくまでも主治医 oriented なモダリティなのである．したがって本来はすべての診療科の医師が最低限の読影スキルを身につけなければならない．ただし，AI（artificial intelligence）については，きわめて近い将来，読影のプロセスにかなり深く関与してくるものと思われる．

以下，呼吸器の初診外来を意識して胸部単純 X 線をどのように考えて，どのように使うのかを Q&A アプローチを用いて解説していきたい．

5. Q&A アプローチ

Q1 胸部単純 X 線写真・CT は診療の中でどのように使うべきでしょうか？

　40 年前の CT が全く存在していない時と，CT が比較的容易に撮像できる現在では，胸部単純 X 線の使い方が異なるのは当然である．以前は，呼吸器の臨床において，胸部の画像診断は単純写真のみ（直線断層写真もあったが）で勝負する必要があり，主治医は，血眼になって時間をかけて胸部単純 X 線写真を読影する必要があった．他の検査も少なく，主治医にはそのような時間が保証されていたのだと思う．しかし，今日の環境を考えれば，胸部単純 X 線写真の読影にたくさんの時間を費やす必要はないと考えた方が現実的である．このような環境で，胸部単純 X 線写真の機能を考えれば以下の 3 つに絞れるのではないかと考える．

1. 正常を正常であると確認すること
　これは，多くの診療における routine examination として組み込まれている胸部単純 X 線写真の果たすべき大きな機能の 1 つである．

2. 異常所見を検出すること
　上記の "正常であることの確認" と裏表の関係になるが，胸部単純 X 線写真で指摘しうる，本来あってはいけない異常構造を指摘することが，2 つ目の大きな機能である．これには，誰でもわかるむき出しの肺野の病変だけではなく，様々な構造に巧妙にかくれている異常を発見できる眼力をもたなければならない．

3. 胸部単純X線で診断できる病態の認識

　胸部の疾患の中には，CTを撮像するまでもなく，胸部単純X線写真で特異的な診断が可能なものが存在する．

　実践的には，何らかの呼吸器症状を訴えて呼吸器外来を訪れた患者には，ほぼ全例に胸部単純X線を撮影することになる．側面を加えるか否かについては，コンセンサスはないが，初診患者では側面を加えた方が，初回で肺内病変を見逃す可能性が低くなると思われる［図4］．側面で所見がない場合には以降の経過観察

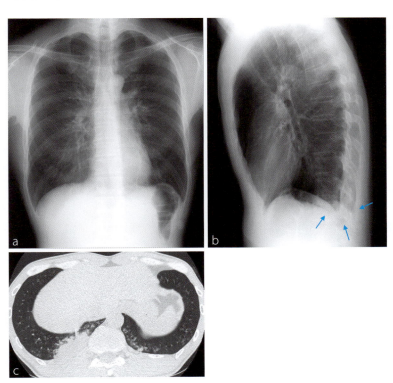

[図4] 側面が有用であった症例：肺炎
40歳台男性　1カ月続く咳嗽にて受診
a) 胸部単純X線正面像：異常は指摘できない．
b) 胸部単純X線側面像：右の後部肋骨横隔膜角が不明瞭であり，同部に限局性の浸潤影が疑われる．
c) 胸部HRCT：右下葉背側に浸潤影を認め，肺炎と診断した．両側の肺野に小葉中心性の陰影が認められ，末梢気道炎症が併存しているものと思われる．

で側面をルーチンで撮影する必要性は低いと考える．胸部単純X線で異常所見が疑われる場合には，上記のようにCTにて質的診断を行うことになる．臨床的に肺炎が疑われて，胸部単純X線でもそれを裏付ける所見がある場合にはCTはスキップされてもよい．欧米での肺炎診療ではCTは基本的には撮像されない．低酸素血症，呼吸困難がみられるのに胸部単純X線上異常がみられない場合にもCTは有用な情報を提供してくれる．胸部単純X線では描出されない肺気腫，気管支壁肥厚，すりガラス病変などの検出に有用であり，また造影を行うことによって肺動脈血栓などを検出できる．

Q2 胸部写真が正常と言えるためのチェックポイントを教えてください

▶1) 気管

　気管分岐部は，成人ではおおよそTh6のレベルであり，気管分岐部の角度は気管から垂線を引くと，右が25°，左が35°程度である［図5］．肺尖レベルの限局性の気管壁の変形は甲状腺腫瘍の可能性が高い［図6］．気管が全体に細く見えたら，肺野に透亮像がないかを確認する．Saber-sheath tracheaである可能性が高いからである［図7］．多くはCOPDに併存しているが，気管そのものの脆弱性によると思われる症例もある．

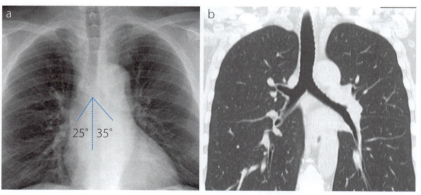

[図5] 主気管支の左右差
a) 胸部単純X線正面像：気管分岐部の角度は気管から垂線を引くと，右が25°，左が35°程度である．右が太く短く，左は細く長い．
b) CT冠状断再構成画像：左右の主気管支の分岐角度，太さ，長さの違いがわかる．

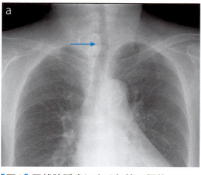
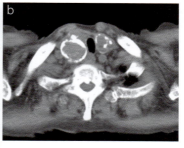

[図6] 甲状腺腫瘤による気管の偏位
a）胸部単純X線：肺尖部のレベルで気管が左側に限局性の圧排を受けている（→）.
b）胸部単純CT：甲状腺両葉に石灰化を伴った腫瘤を認め，大きな右葉の腫瘤が気管を圧排している.

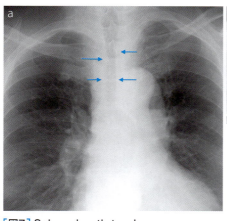
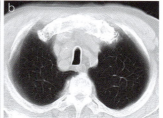

[図7] Saber-sheath trachea
a）胸部単純X線：胸腔内の気管の横径が減少している（→）.
b）胸部単純CT：気管が左右に扁平化している.

▶2）肺門

　肺門は，肺と縦隔を結びつける構造であり，各肺葉の容積のバランスにより，その高さが変化する．また，太い肺血管やリンパ節が周囲肺野に囲まれて存在するために，これらの形状の変化を観察することが可能である．

① 気管支

主気管支は，右が短く太く垂直に近く，左が長く細く横に寝る．したがって，主気管支の完全閉塞は左側が起こりやすく，よって肺全体の無気肺は左側の方が多い．上葉気管支の分岐部レベルは，右が高く，左は低くなる．

② 肺動脈の走行と肺門の高さ［図8］

左右の肺動脈は走行が大きく異なり，これが胸部写真上の肺門陰影に大きく影響する．右の肺動脈は，心膜内で肺動脈前幹（truncus anterior）を分岐した後，なだらかに下降し下幹に至る．一方，左肺動脈は左上葉枝内側を前から後に乗り上げて下降する．胸部単純X線写真上の肺門の定義はないが，仮にこれを左右の肺動脈の肩（shoulder）と考えると，左は右よりも必ず1.5cmほど高くなる．肺門の高さが逆転している場合には，左下葉の容積減少あるいは右上葉の容積減少を疑わなければならない．

③ 右肺門の逆くの字

右の肺門構造は逆くの字を呈しているが，その上の線は上肺静脈，下が肺動脈下幹である．下肺静脈は水平に走行して，下肺内側で左房下部に流入するために，肺門陰影の形成には参加しない．

④ B3^b，A3^b［図9］

肺門に細い輪状構造が見える場合がある．これは，気管支が前後方向に走行す

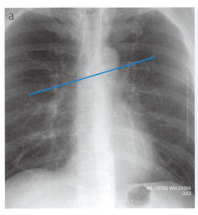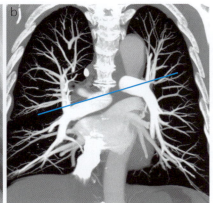

［図8］肺門の高さの左右差
a）胸部単純X線：左右の肺門の肩は左が右よりも高い．
b）胸部造影CT：冠状断MIP画像．肺門の肩の高さは左右の肺動脈の走行の違いによって形成されていることがわかる．

るためであり，その走行を示す代表的な気管支がB3^{b}である．通常，内側にはA3^{b}が伴走する．間質性肺水腫などでは，この気管支肺動脈束が肥厚し，辺縁が不鮮明となる（peribronchial cuffing）

⑤ **肺動脈の太さ**［図10］

中間気管支幹レベルの肺動脈は，おおよそ1.5cm以内であり，交差する後肋骨の太さとほぼ同じあると言われている．

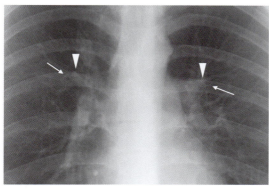

[図9] B3^b
胸部単純X線：左右の肺門に外側上部に輪状の気管支の正接像が見える（→）．この内側には伴走するA3^{b}が見える（矢頭）．

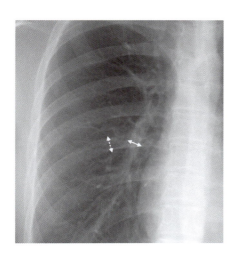

[図10] 葉間肺動脈の太さ
胸部単純X線：中間気管支幹レベルの肺動脈は，おおよそ1.5cm以内であり（実線），交差する後肋骨の太さとほぼ同じあると言われている（点線）．

▶3) 肺野

① 肺血管

上肺野胸膜下の血管は胸膜から人差し指の幅分見えないのが普通である．ただし，下肺野の血管は胸膜まで達することが多い．肺野の血管は，重力の影響で，下肺野が拡張する．肺の血管の密度と太さは，おおむね立位で1：2程度である．うっ血が起こると，この上下の比がなくなり，さらに進行すると上下での分布が逆転する（cephalization, redistribution）．

② 葉間裂［図11, 12］

右では上葉と中葉間に小葉間裂があり，上葉・中葉と下葉の間に大葉間裂がある．左では，中葉は舌区として上葉の中に組み込まれるために，上葉と下葉の間に大葉間裂のみがある．大葉間裂は，正確にはプロペラ状の曲面を形成しており，また小葉間裂も軽度弯曲している．しかし，基本的に，大葉間裂は斜めになった板状構造であるので，正面像ではその全貌は確認できず，側面像では左右の大葉間裂が確認できる．一方，小葉間裂は，水平に走行する板状構造であるので，正面像でも側面像でも確認できる．

つまり，小葉間裂は，正面写真で認められる唯一の葉間面であり，右肺の病変の部位を推測するのに有用である．例えば，浸潤影が小葉間裂で上方で境界されている場合には中葉の陰影であり，下方で境界されている場合には上葉の陰影と

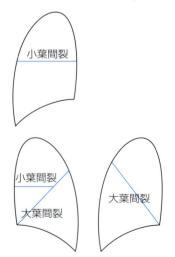

［図11］葉間裂
右では上葉と中葉間に小葉間裂があり，上葉・中葉と下葉の間に大葉間裂がある．左では，中葉は舌区として上葉の中に組み込まれるために，上葉と下葉の間に大葉間裂のみがある．

いうことになる．また，陰影が小葉間裂を無視して拡がっている場合には，陰影は多くは下葉の S6 領域のものである．

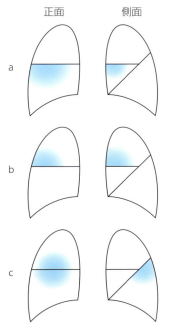

[図12] 正面像における小葉間裂による病変局在診断

浸潤影が小葉間裂で上方で境界されている場合には中葉の陰影であり（a），下方で境界されている場合には上葉の陰影ということになる（b）．また，陰影が小葉間裂を無視して拡がっている場合には，陰影は多くは下葉の S6 領域のものである（c）．

d) 胸部単純 X 線：右中肺野に浸潤影を認め，陰影は上部で小葉間裂に境界されている（→）．
e) 胸部単純CT冠状断再構成画像：浸潤影は中葉に存在することがわかる（mF：小葉間裂，MF：大葉間裂）．

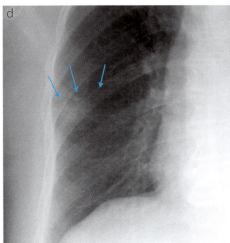
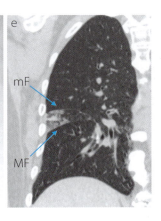

▶4）肺縦隔境界線

　成書には多くの肺縦隔境界線が記載されているが，その中でも重要なものを記す．

① 下行大動脈左縁［図13］

　下行大動脈左縁が正常に見えているということは，接する左肺とくに左下葉内側の含気が正常に保たれていることを表す．左下葉内側に浸潤影，腫瘍性病変が接している場合には，この線が不明瞭となる．下行大動脈左縁は下部で左横隔膜内側に連続する．

② 奇静脈食道線［図14］

　奇静脈から胸椎中央を下降する線で，右肺の内側が心臓の背側を左側に突出する辺縁をみている．この内側には奇静脈および食道が存在するためにこの名前がある．下行大動脈左縁と同様にこの線が明瞭に見えているということは，右肺中下部内側の含気が保たれていることを意味する．また，気管分岐部などの縦隔リンパ節腫大，食道腫瘍などにおいては，この辺縁は右側に突出する．

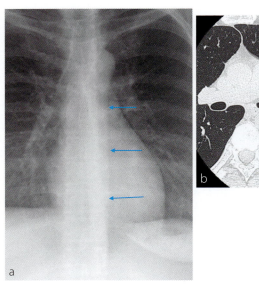
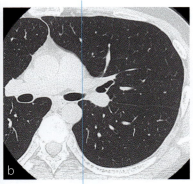

［図13］下行大動脈左縁
a）胸部単純X線：大動脈弓から下降する線が見える（→）．
b）胸部単純CT：下行大動脈左縁が接線を形成している（青線）．

5. Q&A アプローチ

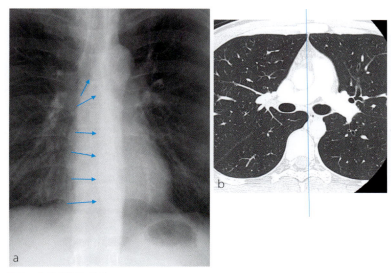

[図14] 奇静脈食道線
a) 胸部単純 X 線: 奇静脈弓から弯曲して椎体に沿って下降する線が見える (→).
b) 胸部単純 CT: 右肺内側が縦隔内に入り込む部位が接線を形成している (青線).

③ 大動脈肺動脈窓 [図15]

　この"窓"は肺野ではなく，縦隔の気管左側，大動脈弓下部，肺動脈上縁に囲まれた縦隔の結合織のスペースを指す．内部には動脈管索，ボタローリンパ節などがある．正常では，大動脈肺動脈窓の外縁は縦隔側に陥凹し，左側に突出することはないが，同部のリンパ節が腫大していると外側に突出する．

④ 右傍気管線 [図16]

　気管右側にみられる 2mm 厚程度の太い線で，構成要素としては，以下の4つの構造から構成される．

- 気管壁
- 気管外の縦隔結合織
- 縦隔胸膜
- 臓側胸膜

　臨床的に多いのは，2つ目の結合織であり，代表的なものがリンパ節腫大である．この線は正常でも全てに見えるわけではなく，辺縁が接線を形成しない場合は不明瞭となる．

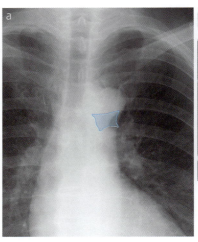
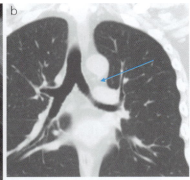

[図15] 大動脈肺動脈窓

a）胸部単純X線：縦隔の気管左側，大動脈弓下部，肺動脈上縁に囲まれた縦隔の結合織のスペースを指し，その外側縁は，正常では縦隔側に陥凹する．

b）胸部単純CT冠状断再構成画像：対応するスペースを矢印で示す．

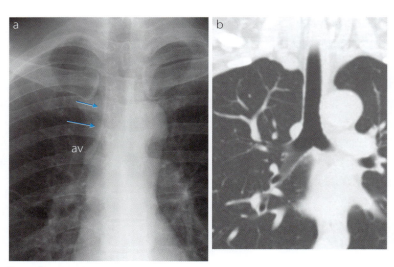

[図16] 右傍気管線

a）胸部単純X線：気管右側壁に2mm程度の平滑な線が見える（→）．下方ではなだらかに奇静脈弓（av）に連続する．

b）胸部単純CT冠状断再構成画像：対応する構造が明瞭である．

▶5）横隔膜

① 右横隔膜の高さ［図17］
右横隔膜は第10後肋間の高さにあることが多い．あるいは，前6，7肋骨の先端のレベル程度と考えてもよい．

② 左右の高さ［図18］
右横隔膜は左よりも2cm程度高い．これは心臓がある側が低くなるからである．

③ 横隔膜のかたち［図18］
横隔膜は胸腔内の陰圧によりきれいなドーム状の形態をしている．右横隔膜の

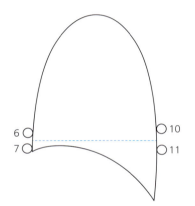

［図17］横隔膜の高さ
右横隔膜は第10後肋間の高さにあることが多い．あるいは，前6，7肋骨の先端のレベル程度と考えてもよい．

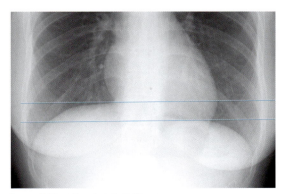

［図18］横隔膜の高さと形状
胸部単純X線：左横隔膜は右よりも2cmほど低位である．
ドームはきれいな球状を呈する．

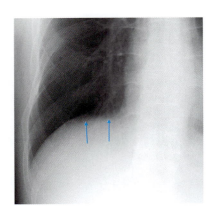

[図19] 横隔膜の blurring
胸部単純X線：横隔膜内側が不明瞭である（→）．S7が過分葉，過膨脹し，平坦化するためと考えられている．

内側は正面像で不鮮明となることがある．これはS7が過分葉，過膨脹し，平坦化するためと考えられている（blurring）[図19]．

▶6）骨構造

① 胸椎 [図20]

上部胸椎は胸椎の前屈のために椎間の同定ができないが，下部胸椎では可能である．棘突起は2つの椎弓根間の正中に存在する．

② 鎖骨 [図20]

鎖骨内側は，通常第4後肋骨に重なって描出されるのが普通である [図20]．

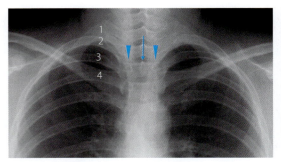

[図20] 上部胸椎の見え方と鎖骨のレベル
胸部単純X線：棘突起（→）は2つの椎弓根間（△）の正中に存在する．
鎖骨内側は，通常第4後肋骨に重なって描出される．

5. Q&A アプローチ

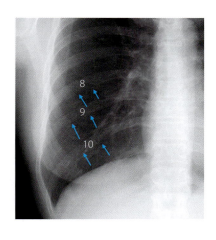

[図21] 肋骨下縁の見え方
胸部単純X線：下部肋骨の下縁の辺縁は不明瞭になるのが正常である（→）.

③ 肋骨 [図21]

下部肋骨は，その下縁が不明瞭になる．これは，肋骨下縁が血管溝によって菲薄化し鮮鋭化しているためである．

Q3 胸部単純X線の読み方の基本について教えてください

▶ 1）読む順番を決め，常にそれを使う

　読み方の決まったルールはない．読影者個々が自らの経験により，偏りのない読影方法をもてばよい．ただし，重要なことは，常にその読影方法を行うことである．あるときには，肺野だけを中心に，あるときは縦隔を中心に，ということではいけない．また，病変があると，そこだけに集中しがちであるが，病変の有無にかかわらず，胸部全体を常に同じ方法でチェックする癖をつける．従来，多くのチェック方法が提唱されてきたが，ここでは有名な佐藤雅史先生の小学校三年J組読影法を紹介したい [図22]．

(小)：気管の透亮像をチェックし，偏位，圧排の有無を確認する．左右の肺尖部を比較しながら確認する．肺尖部は骨構造が重なり合っており，肺病変の評価が難しいので左右を比較しながら慎重に異常の有無を評価する．

(三)：左右の肺野，肺門を聴診同様に比較しながら確認していく．比較の線は三本にとどまらなくてもよい．

(J)：これは小文字のjではなく，大文字のJである．Jの一番上の横棒で縦隔の幅，大動脈弓の大きさを評価し，縦隔病変がないか確認する．このあと大

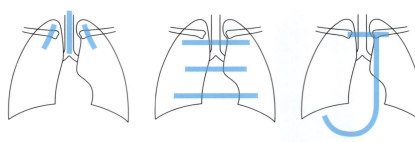

[図22] 小学三年生 J 組読影法（佐藤雅史．胸部写真の読み方と楽しみ方．秀潤社；2003 より改変）

（小）: 気管の透亮像をチェックし，偏位，圧排の有無を確認する．左右の肺尖部を比較しながら確認する．肺尖部は骨構造が重なり合っており，肺病変の評価が難しいので左右を比較しながら慎重に異常の有無を評価する．

（三）: 左右の肺野，肺門を聴診同様に比較しながら確認していく．比較の線は三本にとどまらなくてもよい．

（J）: これは小文字のjではなく，大文字のJである．Jの一番上の横棒で縦隔の幅，大動脈弓の大きさを評価し，縦隔病変がないか確認する．このあと大動脈弓から下行大動脈左縁を確認しながら下降し，心陰影内の病変の有無を確認する．さらに，右横隔膜下の肺野に異常がないかを確認する．

動脈弓から下行大動脈左縁を確認しながら下降し，心陰影内の病変の有無を確認する．さらに，右横隔膜下の肺野に異常がないかを確認する．

▶2）過去の写真があれば必ず比較する [図23]

過去の写真の存在は非常に有力な武器である．もし，存在するのならば必ず比較読影を行う．いかなる形状の病変でも経時的に増大している陰影は肺癌の可能性が高いと考える．

▶3）隠れた肺野を意識して読む

2次元画像に描出される肺野のかなりの部分は心臓，骨，肝臓などに重なるために，それらの肺野の存在を常に意識して，隠れた肺野に生じる病変を見逃さないようにする必要がある．

① 肺尖部

多くの骨構造が密集しているために肺野病変の検出が容易ではない．左右を必ず比較しながら読影する [図24]．

5. Q&A アプローチ

② 心陰影

上述の下行大動脈左縁から左横隔膜,食道奇静脈線を確認するとともに,左心室,右心房内に異常陰影がないかを必ず確認する.

③ 肺門

肺門の大きさ,濃度の左右差を確認し,肺門陰影に重なった病変の有無を確認する.肺門陰影の異常は,大きさの左右差のみならず,透過性低下の左右差で病変が見つかることも多い.

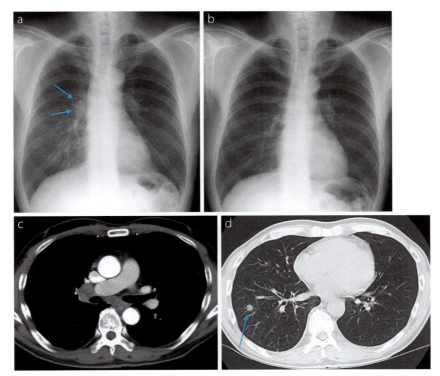

[図23] 過去の画像との比較の重要性（60歳台男性）
a) 胸部単純X線：右肺門がやや腫大し,透過性も低下しているように見える（→）.また,右下肺野の透過性が全体に低下し線状影も目立つ.
b) 3年前の胸部単純X線：右肺門の異常は認めず,肺野の透過性の左右差もない.
c) 胸部造影CT：右肺門リンパ節,気管分岐下リンパ節の腫脹を認める.
d) 胸部単純CT：右下葉にスピキュラを伴う結節を認める（→）.また同葉の広義間質が全体に肥厚しがん性リンパ管症が疑われる.検査の結果,腺癌が証明された.

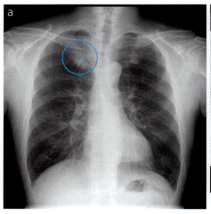
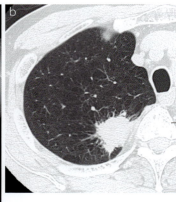

[図24] かくれんぼ肺癌（50歳台男性：腺癌）
a) 胸部単純X線：右鎖骨に重なってスピキュラを伴う透過性低下領域を認める（○）．
b) 胸部単純CT：右肺上葉背側にスピキュラを伴う腫瘤を認める．

④ 横隔膜

左右の肺は背側で横隔膜ドームレベルよりも大きく下方まで存在する［図25］．

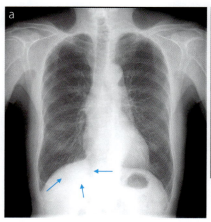
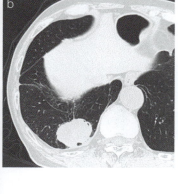

[図25] かくれんぼ肺癌（80歳代男性：扁平上皮癌）
a) 胸部単純X線：右横隔膜に重なって腫瘤陰影を認める（→）．
b) 胸部単純CT：右下葉胸膜下に辺縁平滑な腫瘤性病変を認める．

➡ おわりに

　CT を見る前に 3 分だけ単純写真を眺めてみよう．そして，CT の所見を胸部単純 X 線の所見にフィードバックしよう．この繰り返しが，胸部単純 X 線写真と CT の読影の両者のレベルをあげることになる．胸部単純 X 線の読影は，高度に知的なクイズであり，その醍醐味は臨床医しか味わえない．AI がやってくる前に，このスキルを身につけておこう．

■参考図書

1) 大場　覚．胸部 X 線写真の読み方（第 2 版）．東京：中外医学社；2005．
2) 片山　仁，大澤　忠，大場　覚（編），日本医師会，編．胸部 X 線写真の ABC．東京：医学書院；1991．
3) 林　邦昭，中田　肇．胸部単純 X 線診断　画像の成り立ちと読影の進め方．東京：秀潤社；2000．
4) 佐藤雅史．胸部写真読影のコツ　私の胸部単純読影法「小三 J 読影法」．佐藤雅史，編．胸部写真の読み方と楽しみ方．東京：秀潤社；2003．
5) 佐藤雅史．極める！胸部写真の読み方　小三 J 読影法と症状・症候からせまる胸部画像診断学．東京：秀潤社；2012．
6) 髙橋雅士（監訳）．誰もが納得！胸部 X 線写真の読み方．東京：MEDSI；2006．
7) 髙橋雅士（編著）．新胸部画像診断の勘ドコロ．東京：メディカルビュー；2014．
8) 栗原泰之（訳）．シェーマでわかる胸部単純 X 線写真パーフェクトガイド．東京：MEDSI；2012．
9) 滝澤　始．胸部レントゲンを読みたいあなたへ　期待を確信に変える 21 話．東京：文光堂；2012．
10) 大西裕満，粟井和夫（訳）．フェルソン　読める！胸部 X 線写真．東京：診断と治療社；2007．
11) 千田金吾（編著）．これで納得胸部 X 線写真読影．東京：南江堂；2009．
12) 櫛橋民生（編）．胸部 X 線の正常・異常画像を見極める．東京：羊土社；2010．
13) 日本肺癌学会．肺がん検診のための胸部 X 線読影テキスト．東京：金原出版；2012．

〈髙橋雅士〉

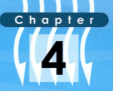

Chapter 4

検査
― 外来検査でわかること ―

1. 血液検査

▶ 1) 血算

- 白血球の上昇：細菌感染，敗血症，白血病，ステロイドの内服などで見られる．
- 白血球の低下：重症敗血症，化学療法下の顆粒球減少症，肝硬変，骨髄異形成症候群，全身性エリテマトーデス，シェーグレン症候群などで見られる．
- 白血球分画：白血球の著増・低下時，化学療法下の発熱，抗菌薬が既に投与されている場合，放射線治療中，百日咳，COPD などでチェックする意義がある．
- ヘモグロビン・ヘマトクリットの上昇：脱水，喫煙，慢性の低酸素血症などが原因である．
- ヘモグロビン・ヘマトクリットの低下：貧血を意味するが MCV で小球性・正球性・大球性の鑑別をする．網赤血球も測定して reticulocyte production index を見ることで骨髄機能低下，溶血，急性の出血などの鑑別が可能となる．
- 血小板上昇：全身の強い炎症，100 万を超える場合は骨髄増殖性疾患を考える．
- 血小板低下：化学療法中，ウイルス感染，粟粒結核．
- 赤沈：亢進するのは結核，感染性心内膜炎，骨髄炎などの慢性経過の感染症，膠原病，悪性腫瘍などがあげられる．1 時間値が 100mm 以上の場合には組織球活性化症候群，骨髄腫，血管炎などを考える．低下している場合には多血症・凝固異常などが原因である．

▶ 2) 生化学検査

- BUN：脱水・消化管出血，ステロイド内服，甲状腺機能亢進症，加齢などで上昇し 10 を下回っている場合には栄養障害，肝不全などが原因である．肺炎の

Chapter 4 ▶ 検査 ―外来検査でわかること―

重症度判定にも用いる．

- **Cr**: 加齢とともに上昇することが多く急性および慢性腎不全で上昇する．安定期の値との比較が重要である．高度に低下している場合は筋肉量の低下を反映する．

- **Na**: 呼吸器感染症で低下することが多い．肺結核や肺がんでは慢性的に低下していることがありレジオネラ肺炎で軽度の低下を示すことがしばしばある．高血糖があると糖が100mg/dL上昇する毎にNaが1.6mEq/L低下するので解釈に注意を要する．150mEq/Lを上回る場合には高張性脱水がある．

- **K**: 呼吸器感染症や悪性腫瘍などでの経口摂取の低下，利尿薬の内服などで低下する．特にサイアザイド系の利尿薬では3.0mEq/Lを下回る中等度の低下が見られることがしばしばある．また，気管支喘息患者で発作時にβ刺激薬の吸入を頻繁に使用すると軽度の低下が見られる場合が多い．逆にアルドステロン拮抗薬やACE阻害薬またはアンギオテンシン受容体拮抗薬・β受容体拮抗薬の内服，腎機能の低下，呼吸性・代謝性アシドーシスで上昇する．また，ステロイドの長期内服患者のストレス下，高齢者で器質的疾患が生じた場合の副腎不全で上昇する．

- **Ca**: 高い場合には高齢女性ではサプリメントの内服，扁平上皮がん，乳がん・前立腺がんなどの骨転移，ATLの白血病化，サルコイドーシスなどの肉芽腫性疾患などで上昇する．副甲状腺機能亢進症も稀に原因となる．8.0mg/dLを下回る程の低下があれば殆どの原因が低アルブミン血症である．

- **AST**: 抗菌薬・鎮痛薬・肺がんで用いる分子標的薬などの薬剤の関与，非定型肺炎などで上昇することがある．ショックの遷延，急性呼吸不全などでも上昇する．大酒家でも上昇する．筋炎や心筋梗塞でも上昇する．

- **ALT**: 急性肝炎，薬剤性肝障害などで上昇し，10U/Lを下回る場合には高度の肝機能低下を示唆する．

- **ALP**: 肺がんの骨転移，粟粒結核，サルコイドーシスの肝浸潤，抗菌薬の投与などで上昇する．

- **LDH**: ARDS，間質性肺炎，PCP，レジオネラ肺炎などの重症肺炎，肺がんなどで上昇する．高度の呼吸不全でLDHが上昇し続ける場合には予後不良である．ステロイド長期投与中のステロイド筋症ではCPKではなくLDHが上昇することが多い．悪性リンパ腫，特に血管内リンパ腫では高値を示すことが多い．

- **CPK**: レジオネラ肺炎・肺炎球菌などに伴う横紋筋融解症，心筋梗塞，精神疾患の患者の悪性症候群などで上昇する．

- **血液ガス**: HCO_3 が 28mEq/L 以上で代謝性アルカローシスの関与がなければ慢性の高炭酸ガス血症が示唆され，非侵襲的陽圧換気などの治療介入をする場合には pH を 7.4 に調整することを目標にして炭酸ガスの基礎値は高いことを想定して解釈する．また，乳酸値は静脈血でもよいが 2.0mEq/L 以上を有意ととり，敗血症や ARDS などで経時的に測定して予後判定にも使用可能である．また，気管支喘息発作や COPD の増悪では呼吸筋由来の乳酸のために血中濃度は上昇することがしばしばある．

2. 尿検査

- **一般**: 外見で明らかに血性であれば肉眼的血尿なので尿路結石・腎細胞がんなどを考える．コーラまたは濃いお茶の色のような尿であれば顕微鏡的血尿を考えて抗好中球細胞質抗体（ANCA）関連血管炎あるいはミオグロビン尿を反映して横紋筋融解症などが鑑別になる．比重は 1.015 以下であれば濃縮力低下を示唆し，1.023 以上の場合には脱水を考える．若年女性で蛋白，潜血いずれも陽性であれば全身性エリテマトーデス（SLE）などの膠原病を考える．若年から中年の女性では尿検査の際に生理中でないかの確認が必要である．若年で血尿のみで無症状なら IgA 腎症を考え，全ての年齢層で蛋白尿を伴う腎機能障害があれば糖尿病は疑うべきである．
- **沈渣**: 定性で潜血が強い割に沈渣での赤血球が乏しい場合には横紋筋融解症を考える．潜血も強く沈渣での赤血球も多ければ血管炎や膠原病は重要な鑑別である．

3. 喀痰検査

- **グラム染色**: しっかりと喀出され膿性な部分の多い良質な喀痰でグラム染色をすると病歴と併せて市中肺炎の起炎菌の想定が速やかにでき，より適切な抗菌薬の選択が可能となる［図1］．
- **抗酸菌染色**: 高齢者や免疫抑制患者などを中心に患者背景・病歴などで結核を疑う場合に行う［図2］．

ノカルジアでも弱酸性に染色される．また，グラム染色での脱色不良や染色にムラがある場合には一般細菌の形態は抗酸菌染色でより正確に把握できるので有用である．

Chapter 4 ▶ 検査 —外来検査でわかること—

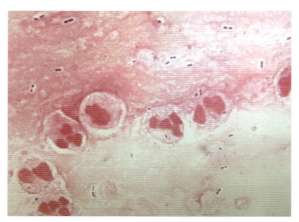

[図1] 64歳　女性　グラム陽性双球菌

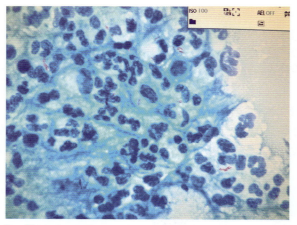

[図2] 80歳　女性　抗酸菌染色陽性

4. 心電図

　COPDではⅠ誘導が低電位，Ⅱ・Ⅲ・aV_F誘導で肺性P，aV_Lで陰性P波がみられるのが大きな特徴である[図3]．
　また，COPD・間質性肺炎・睡眠時無呼吸症候群などでは右軸になることも多

い．肺塞栓では洞性頻脈・新規の右脚ブロック・右側胸部誘導でのR波の増高や陰性T波などが多くみられる［図4］．

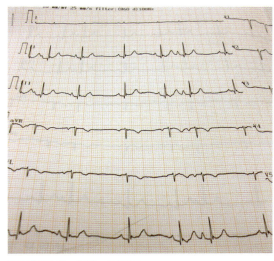

[図3] 82歳　男性　COPD

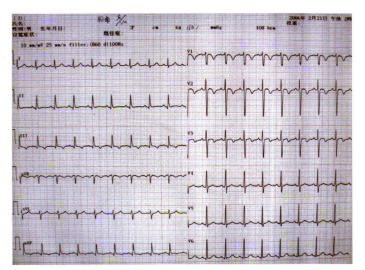

[図4] 47歳　男性　肺塞栓

SⅠQⅢTⅢは肺塞栓に特異度は高い所見だが15％以下の頻度でしかみられない［図5］．

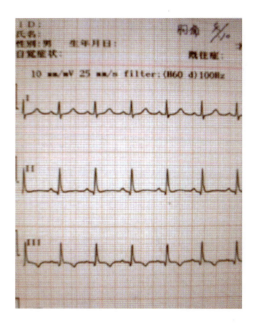

［図5］47歳　男性　肺塞栓

5. 呼吸機能検査

a. 問診・身体所見をふまえた上位の鑑別疾患の病態を呼吸機能でつかむ．
b. 呼吸機能検査は結果の数値のみでなくフローボリューム曲線の形をしっかりと認識する[1]．
c. それぞれの疾患の軸になる呼吸機能での指標は経時的にモニターして疾患活動性や効果判定に活かす．

呼吸器疾患の診断において問診・身体所見をもとに鑑別疾患をあげながら次に必要な検査を考えていくのが一般的なステップである．呼吸機能検査は患者さんの症状や画像所見を生理的に裏付けてくれる，大変重要な検査であり，また診断後の治療効果判定のうえでも大切な情報を提供する．

症例①

閉塞性肺疾患：80歳　男性．主訴は労作時呼吸困難．既往歴は糖尿病と高血圧で内服治療中．生活歴は喫煙歴が1日30本を今でも継続中．飲酒は付き合い程度．職業は元会社員．現病歴は約2年前から階段を昇る際に労作時呼吸困難があったが安静ですぐに回復するため特に気にしていなかった．3カ月程前から平地の早歩き程度でも息切れを感じるようになり，かかりつけ医を受診し，胸部単純写真では異常はないものの呼吸困難の悪化の精査が必要とのことで総合病院の呼吸器内科に紹介となった．身体所見では頸部の胸鎖乳突筋は肥大し，胸部聴診所見では両側で呼吸音が低下していた．心音も遠く下肢に浮腫はなかった．酸素飽和度は安静時96％で6分間歩行すると88％まで低下した．本症例は現喫煙者の高齢者が慢性の労作時呼吸困難が緩徐に進行してきており，身体所見での呼吸補助筋の発達や前医での胸部単純写真で異常所見に乏しいことから慢性閉塞性肺疾患が最も疑わしいといえ，確定診断に必須の検査は呼吸機能検査である．本例の肺機能検査結果は［図6］のようになり，呼気の延長と気流制限が明らかでGOLD Stage Ⅲと診断した．このように現喫煙者という臨床的な背景，身体所見で呼吸音の低下があり空気の捉え込みが示唆されるということと肺機能が符合することがわかった．

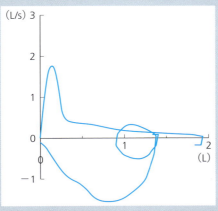

［図6］80歳　男性（フローボリューム曲線）

症例② 拘束性肺疾患：59歳　男性．主訴：労作時呼吸困難と乾性咳嗽．既往歴は特になく，社会歴では非喫煙者で飲酒も月1回程度．職業は元教員である．内服薬もサプリメントを含めてなし．現病歴は6カ月程前から坂道を上る場合に軽度の息切れを自覚していた．3カ月前から乾性咳嗽も出現し息切れの程度が次第に悪化してきたため当院に紹介受診となった．身体所見では頸部で中斜角筋が肥大し胸部聴診所見では両側肺底部に fine crackles を聴取した．心雑音はなく四肢ではばち指があった．以上の臨床情報から慢性の経過の間質性肺疾患を疑い，呼吸機能検査を施行し肺活量（%VC）が80%を下回り拘束性疾患と診断した．さらに詳しく見ると予測肺活量（%FVC）が61.0%で中等度の拘束性障害が判明し，原因不明の特発性間質性肺炎と診断した．Flow-volume curve で正常と比較して肺活量の減少が明らかである [図7]．

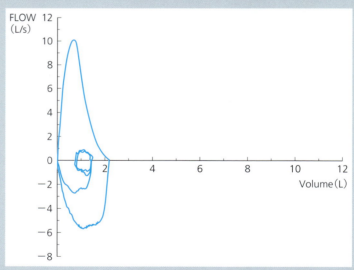

[図7] 63歳　男性　特発性間質性肺炎（フローボリューム曲線）

▶1）呼吸機能検査の基本と意義

提示の2例の経過からも明らかなように決して検査単独で診断をつけるものではなく年齢，喫煙歴，臨床経過などから鑑別疾患を優先順位をつけて列挙し，呼吸機能検査でどのような障害を想定するかを念頭において施行すべきである．[表1]に呼吸機能の禁忌を示す．スパイロメトリーは呼吸機能検査の最も基本となる検査で[図8]のような肺気量分画となる[2]．また，仰臥位では全肺気量と肺活量が低下することは認識しておくべきことである[図9]．さらに加齢に伴う生理的な変化として全肺気量は変化しないが肺活量は徐々に低下し残気量は上昇することがポイントである[図10]．Vital capacity（VC）は肺活量を表し，安静換

[表1] 呼吸機能の禁忌

	禁忌の理由	禁忌のレベル
心筋梗塞	梗塞の進展と心停止	絶対的
大動脈解離	瘤の破裂	絶対的
肺塞栓	高度の呼吸不全，死亡	絶対的
狭心症	心停止	絶対的

(Brendan G. Thorax. 2011; 66: 714-23 [1] より一部改変)

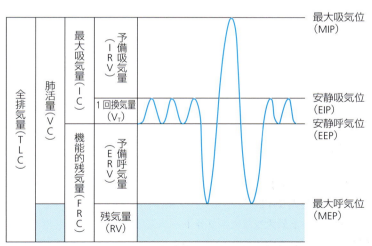

[図8] スパイログラム上に描かれた肺気量の変化と，肺気量分画の関係
(日本呼吸器学会肺生理専門委員会，編．呼吸機能検査ガイドライン．東京：メディカルレビュー社；2004 [2] より)

Chapter 4 ▶ 検査 —外来検査でわかること—

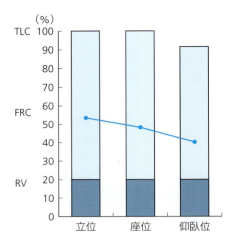

[図9] **姿勢と肺容量**（日本呼吸器学会肺生理専門委員会，編．呼吸機能検査ガイドライン．東京：メディカルレビュー社；2004[2]より）

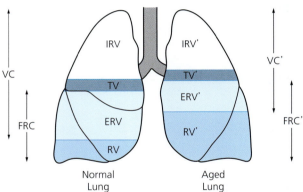

[図10] **正常肺と老人肺の容量**（Brendan G. Thorax. 2011; 66: 714-23[1]より）

気で最大吸気位と最大呼気位の間の容量変化のことで実測値が予測値の80％未満で拘束性障害があると判断する．一方，最大吸気位から最大努力呼気をさせて最大呼気位までの容量変化が forced vital capacity（FVC）とよばれる努力性肺活量で非喫煙の健常人で年間約20mLずつ低下する．また，安静呼気位が安定している，最大呼気位と最大吸気位のプラトーが確認できる，吸気肺活量と呼気肺活量の値がほぼ等しいなどの条件が満たされると妥当性があるといえる．また2つの妥当な測定結果において，最大の肺活量と2番目の肺活量の差が200mL以下である場合に再現性があると判断される．

5. 呼吸機能検査

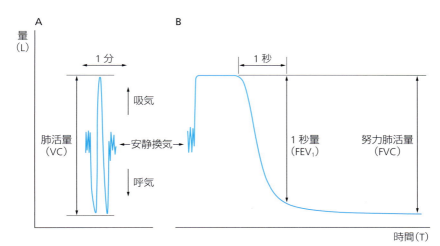

[図11] スパイログラム（日本呼吸器学会肺生理専門委員会，編．呼吸機能検査ガイドライン．東京：メディカルレビュー社；2004[2]）より）
VC（A）とFVC（B）の記録．

[図11]の（A）がVCで（B）がFVCである．Forced expiratory volume 1（FEV_1）とよばれる1秒量は[図8]に示すように努力呼気開始から1秒間の呼出肺気量で求めることができる．このFEV_1をFVCで割った値がGaenslerの1秒率とよばれ，この値が予測値の70％未満の場合に慢性の気流制限を反映して慢性閉塞性肺疾患の診断となる．

▶2）フローボリューム曲線

最大吸気位から最大努力呼気したときの気流速度と肺気量の関係を示したものをよび[図12]，これが正常の曲線で[図6]のように呼気の延長で象徴される閉塞性疾患や[図7]のように横軸の幅が狭いと肺活量の低い拘束性障害が視覚的に明確に捉えることができ，呼吸機能検査の結果が得られたら[図8]の左に示されるような数値のみならずフローボリューム曲線の形状から正常か異常かの鑑別がしっかりとできる．さらに良好な曲線が得られているかをきちんと見分けることが肝要である．[図9]に示すように左上段は良好にできた症例で上段中・右は呼気開始不良，下段左は呼気が弱く，下段中は呼気早期に咳嗽，下段右は呼気途中の声門閉鎖で正常のフローボリューム曲線の形状を念頭において検査結果の信頼性を確認していく必要がある．[図13]にフローボリューム曲線からの主な鑑別

Chapter 4 ▶ 検査 —外来検査でわかること—

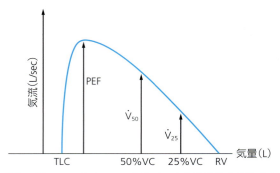

[図12] フローボリューム曲線（日本呼吸器学会肺生理専門委員会, 編. 呼吸機能検査ガイドライン. 東京: メディカルレビュー社; 2004[2] より）

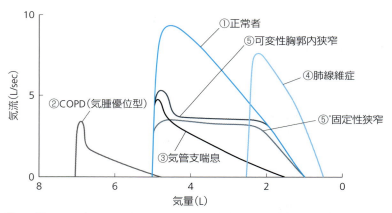

[図13] フローボリューム曲線の分析（日本呼吸器学会肺生理専門委員会, 編. 呼吸機能検査ガイドライン. 東京: メディカルレビュー社; 2004[2] より）

疾患を示す.

▶3) 気管支喘息の呼吸機能検査解釈のポイント

疾患が進行すると気道のリモデリングが生じ空気のとらえこみが進み残気量が増えていく [図14][3].

▶4) 慢性閉塞性肺疾患の呼吸機能のモニタリング

世界的な重症度分類の GOLD の stage が上がる程，息切れの程度が強いこと

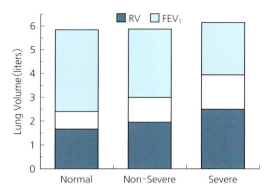

[図14] **喘息患者の重症度別肺機能**（Jarjour NN, et al. Am J Respir Crit Care Med. 2012; 185: 356-62 [3] より）

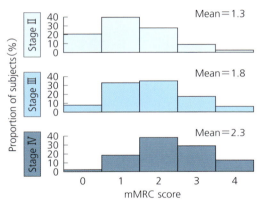

[図15] **慢性閉塞性肺疾患の重症度と呼吸困難の程度**
（Vestbo J, et al. Am J Respir Crit Care Med. 2014; 189: 1022-30 [4] より）

がわかり [4] [図15]，北海道での研究で1年間の平均の1秒量の低下が30mL前後であること，慢性閉塞性肺疾患でも1秒量の低下の程度に差があることがわかっている [5] [図16, 17]．また，重症度が高い程，急性増悪の回数が多いことがわかっており長期的な治療戦略をたてるのに呼吸機能の経時的なモニタリングが重要といえる [図18]．そして最大吸気量の全肺気量に対する比率が低いと長期予後が悪いとか [6] [図19]，最大吸気量の上昇が抗コリン薬吸入の効果判定の目安に

Chapter 4 ▶ 検査 —外来検査でわかること—

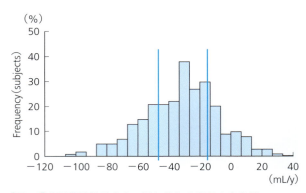

[図16] 慢性閉塞性肺疾患の経年的な1秒量の変化量
(Nishimura M, et al. Am J Respir Crit Care Med. 2012; 185: 44-152 [5]より一部改変)

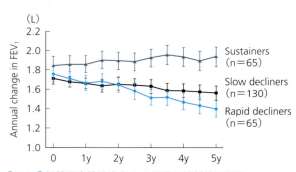

[図17] 慢性閉塞性肺疾患の1秒量の絶対値の推移
(Nishimura M, et al. Am J Respir Crit Care Med. 2012; 185: 44-152 [5]より)

なることがわかっている．慢性閉塞性肺疾患における呼吸機能検査の間隔は1年に1回でよい．

▶5) 特発性間質性肺炎における呼吸機能検査の活用方法

　VCで拘束性障害を確認し，これまでの臨床研究ではFVCをエンドポイントとしたものが多く，%FVCが生命予後の代替指標になっている．特発性間質性肺炎では肺気腫合併例を除くと全肺気量も並行して低下することが多い．特発性間質性肺炎の中で最も多いidiopathic pulmonary fibrosis（IPF）の場合に診断後3

5. 呼吸機能検査

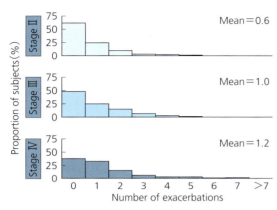

[図18] 慢性閉塞性肺疾患の重症度と急性増悪（Vestbo J, et al. Am J Respir Crit Care Med. 2014; 189: 1022-30 [4]より）

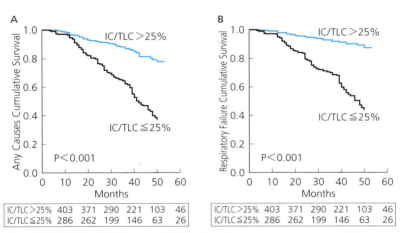

[図19] 慢性閉塞性肺疾患の最大吸気量と予後（Casanova C, et al. Am J Respir Crit Care Med. 2005; 171: 591-7 [6]より）

カ月以内にVCが5％以上低下する群が進行が早いと言われており，IPFでは診断初期は場合によって3カ月毎に呼吸機能をfollowするが，一般に間質性肺疾患でも呼吸機能のモニターの間隔は1年に1回が妥当である．％FVCが1年に10％以上低下する群は予後が悪いと言われている．また，現在抗線維化薬が使用可能であるが，ピルフェニドンの効果がより期待できる群は％VCが70％以上の早期

Chapter 4 ▶ 検査 —外来検査でわかること—

[表2] IPF における GAP index と重症度および予後

		予後予測因子	点数
G: Gender		女性	0
		男性	1
A: Age		60歳以下	0
		61〜65歳	1
		66歳以上	2
P: Physiology	%FVC	>75%	0
		50〜75%	1
		<50%	2
	%DLco	>55%	0
		36〜55%	1
		≤35%	2
		施行不能	3

上記点数を加算する．最少0点，最高8点．

Stage	Ⅰ	Ⅱ	Ⅲ
点数	0〜3	4〜5	6〜8
死亡率（%）			
1年	5.6	16.2	39.2
2年	10.9	29.9	62.1
3年	16.3	42.1	76.8

(Ley B, et al. Ann Intern Med. 2012; 156: 684-91 [7]より)

群との報告がある．また，最近米国で提唱された性別・年齢・呼吸機能の指標を組み合わせた GAP index が短期生命予後の予測によいと言われている[7][**表2**]．

▶6）拡散能力の評価

　Diffusion lung capacity for carbon monoxide（DLco）とよばれ一酸化炭素を用いて1回呼吸法で単位時間あたりの吸入気から肺胞毛細血管への移動量を測定する．喫煙歴のある高齢男性で胸部単純写真で過膨張のみの場合に DLco の低下があれば肺気腫タイプを疑う．過膨張があって DLco が正常の場合には中等度以上の気管支喘息を疑う．FVC が低下して Gaensler の1秒率が正常または高い状況で，DLco が低いと肺実質を侵す間質性肺炎を疑い，DLco が正常の場合には胸壁疾患を考える．また，説明のつかない呼吸困難があって呼吸機能で DLco が単独で低下している場合には肺高血圧などの血管病変を疑い，DLco が正常以

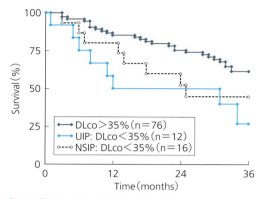

[図20] DLcoと予後 (Zappala CJ, et al. Eur Respir J. 2010; 35: 830-5 [8])より)

上に高い場合には肺胞出血を考える．DLcoが35％未満の間質性肺炎は予後が不良と言われており[8] [図20]，1年で15％以上低下する群も予後不良である[9]．DLcoを肺胞気量で徐したKCOともよばれるDLco/V_Aは肺高血圧の早期の発見には有用であるがIPFではDLcoのみの評価で十分である．非特異的間質性肺炎では病変が区域性に分布していることもあり広範な無気肺や肺切除後のようにDLcoは低下するがKCOは保たれる[10]．

　検査は外来において患者の詳細な問診とそれに基づく焦点を絞った身体診察と併せて上位にくる鑑別疾患をあげて提出することが重要である．検査結果で有力な疾患を浮き彫りにして異常値は治療効果の判定を後日，再確認することで有効活用できる．また，想定した病態と検査結果に乖離がある場合には患者の問診を聞き直したりしてベッドサイドや診察室に立ち返って本質を明らかにする姿勢が肝要である．

■文献

1) Brendan G. Cooper. An update on contraindications for lung function testing. Thorax. 2011; 66: 714-23.
2) 日本呼吸器学会肺生理専門委員会, 編. 呼吸機能検査ガイドライン. 東京：メディカルレビュー社；2004.
3) Jarjour NN, Erzurum SC, Bleecker ER, et al. Severe asthma: lessons learned from the National Heart, Lung, and Blood Institute Severe Asthma Research Program. Am J Respir Crit Care Med. 2012; 185: 356-62.
4) Vestbo J, Agusti A, Wouters EF, et al. Should we view chronic obstructive pul-

Chapter 4 ▶ 検査 —外来検査でわかること—

monary disease differently after ECLIPSE? A clinical perspective from the study team. Am J Respir Crit Care Med. 2014; 189: 1022-30.

5) Nishimura M, Makita H, Nagai K, et al. Annual change in pulmonary function and clinical phenotype in chronic obstructive pulmonary disease. Am J Respir Crit Care Med. 2012; 185: 44-152.

6) Casanova C, Cote C, de Torres JP, et al. Inspiratory-to-total lung capacity ratio predicts mortality in patients with chronic obstructive pulmonary disease. Am J Respir Crit Care Med. 2005; 171: 591-7.

7) Ley B, Ryerson CJ, Vittinghoff E, et al. A multidimensional index and staging system for idiopathic pulmonary fibrosis. Ann Intern Med. 2012; 156: 684-91.

8) Zappala CJ, Latsi PI, Nicholson AG, et al. Marginal decline in forced vital capacity is associated with a poor outcome in idiopathic pulmonary fibrosis. Eur Respir J. 2010; 35: 830-5.

9) Latsi PI, du Bois RM, Nicholson AG, et al. Fibrotic idiopathic interstitial pneumonia: the prognostic value of longitudinal functional trends. Am J Respir Crit Care Med. 2003; 168: 531-7.

10) Enright P. Office-based DLCO tests help pulmonologists to make important clinical decisions. Respir Invest. 2016; 54: 305-11.

〈喜舎場朝雄〉

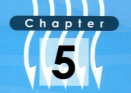

Chapter 5

[感染症を疑うときの対処]
－ 症例提示 －

1. 総論

 呼吸器感染症を強く疑った時，宿主（Host）の免疫反応は正常か，どの臓器（Focus）がどのような暴露（Exposure）で感染症を起こしたか，その起因菌（Microorganisms）は何かを常に考えながらアセスメント＆プランを組み立てることが重要である．

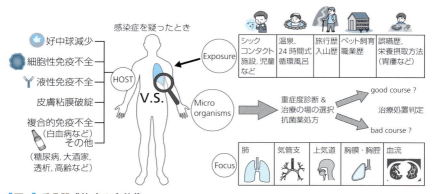

[図1] 呼吸器感染症の全体像

　呼吸器内科の診療では，その疾患が感染症であるか（細菌性肺炎であるか），そうであれば重症度はどうか（治療の場の選択），抗菌薬選択はどうするかというステップを踏むことになるが，その判断材料として Host, Focus, Exposure, Microorganisms の把握が鑑別診断，方針決定のための第一歩となる[図1]．これに関してひとつひとつ解説するが，これらを最初からすべて頭に入れて診療するこ

とは困難で，完璧に網羅的な誰が行っても答えに辿り着けるような問診のひな型を作ることも事実上不可能である(あるなら既にみんな使っている！)．フローチャートを作り，診療の流れを示すことはある程度可能ではあるが，それは60点を毎回とるためのものにしかならない．本章では難しい内容も紹介するが感染症を疑った際に考えるべき重要なトピックにひとつひとつ暴露されながら，多重的に正診にたどり着けるよう皆さんを導く一助となれば幸いである．また本章のタイトルは「感染症を疑うときの対処」でありempiric therapyの考え方まで含めて解説したい．初期抗菌薬の使用について基本的な型ができれば，初期治療の失敗を防ぐのみならず，診断的治療の有用性にも気づかされることであろう．

まずはこのHost, Focus, Exposure, Microorganismsの考え方がフルに活きる状況を想定し症例提示する．難しい症例だが，これがゴールだと思ってついてきていただきたい．

症例①

場面はとある冬の集中治療室．そこに入室して5日目（day 5）となる66歳女性．

背景としては重症筋無力症クリーゼに対し挿管管理下でステロイド投与（プレドニゾロン換算60mg）を行っている．Day 8より発熱を認め，X線で浸潤影を認めた [図2]．人工呼吸器関連肺炎（VAP）を発症し，隣の病室でニューモシスチス肺炎（PCP）患者が発生というシチュエーションである．これにどのように対応したらよいのだろうか．もちろん呼吸器内科外来では上述のような，激烈な症例は想定されない．だがしかし感染症に対しての理論，方法論はどんなシチュエーションでも応用できるものであるべきで，外来診療のみを想定した展開をするよりも本症例のような複雑化した症例をゴールに見据え感染症の考えを深めていっていただきたいと思う．

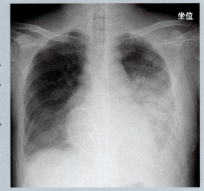

[図2] 症例①

1. 総論

では下記に本症例のポイントを提示する.

- **ポイント1**. Host（宿主）の免疫の状態はどうか？
- **ポイント2**. Focus（感染臓器）はもちろん肺なので肺炎が本態であろうか？
- **ポイント3**. このシチュエーションにはどんな環境的特性があるか？
  （Exposure）
- **ポイント4**. どんな微生物が想定されるか？（Microorganisms）

　本症例は短期間だがステロイド使用により細胞性免疫不全が生じるし様々なデバイス（静脈ルートなど）による皮膚粘膜バリア破綻もある（ポイント1）. 宿主の免疫機構にこれらの脆弱性があることが感染症の診断に直結しなくても鑑別を考える上でおさえる必要のある項目である. そしてX線では肺野の透過性が低下している（ポイント2）. 挿管患者には人工呼吸器関連肺炎（VAP）の危険性がつきものだが, 他の感染源からの波及も忘れてはならない（例: ルート感染からのseptic emboliなど）. そして冬という季節性からはインフルエンザウイルス, 急性期病院の集中治療室からは耐性菌（個々の病院の耐性菌検出率により状況は異なる）を, 隣にPCP症例が存在しているが, 近年では空気感染を疑うようなアウトブレイク事例も報告されており, これも考慮する必要がある（ポイント3）[1]. そして本症例は院内肺炎（HAP）とすると通常の市中肺炎の起因菌で頻度の高い細菌に加えメチシリン耐性黄色ブドウ球菌〔MRSA（MSSA）〕および緑膿菌の可能性も考えられる（ポイント4）. これらの判別に喀痰グラム染色は有用であるが, それ以外にもインフルエンザウイルス肺炎やPCPも, まだステロイドを2週間以上は使用していないが予防投与が行われていない症例であり重要な鑑別となるだろう. また他にルート感染が疑わしければカンジダによるseptic emboliも除外する必要がある.

　次に示す症例は対照的に, 皆さんが外来でよく診ると思われる内容である.

症例②　特に既往のない18歳大学生.

　5日ほど前から乾性咳嗽と頭痛あり3日前から38℃の発熱と咽頭痛を自覚. 倦怠感も強く, 咳嗽も悪化傾向にあるため来院された. シックコンタクトとしては同居の弟（8歳）が2週間前に咳嗽, 発熱で近医を

受診しマイコプラズマと言われたとのこと．X 線，胸部 CT は[図3]の通りで，軽微な陰影を認める．

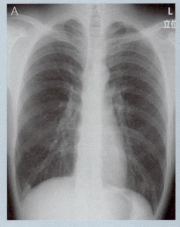
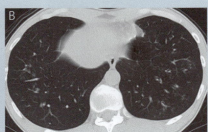
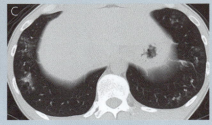

[図3] 症例②

　正常な免疫能を有する Host に起こった肺炎で，学童から暴露されたマイコプラズマ感染症としては典型的な経過であろう．国家試験でこの症例から問題が出されても正答率は高いことだろう．しかし，それでも臨床現場では立ち止まって考えた方がよい点が多々ある．きっと以下の問題提起に対し悩むこともあるのではないだろうか．

> ▶ **Question 1**： 元気な成人では何をもって免疫不全はないといえるのか？
> 　　　　　　　　（Host，p.116 参照）
> ▶ **Question 2**： 胸部 CT は本症例では必要だっただろうか？
> 　　　　　　　　（Focus，p.124 参照）
> ▶ **Question 3**： そもそも肺炎とはどんな疾患か説明できるだろうか？
> 　　　　　　　　（Focus，p.108 参照）
> ▶ **Question 4**： マイコプラズマは何歳がかかるのが典型的か？
> 　　　　　　　　（Exposure，p.127 参照）

1. 総論

> ▶ **Question 5**: マイコプラズマ感染症に特徴的な病歴，所見は何か？
> （Microorganisms，p.132 参照）
> ▶ **Question 6**: マイコプラズマ感染症は軽症なので全例外来でみてよいか？
> （重症度診断，p.135 参照）
> ▶ **Question 7**: 肺炎と診断し抗菌薬を処方した症例は軽症であれば病状や
> 陰影のフォローはしなくてよいか？
> （非感染症の鑑別，p.136 参照）

　このように肺炎ひとつとっても考えることがとてもたくさんある．そしてこのひとつの病態に様々な角度からのアプローチが存在するため複数の呼び名をもつ．例えば本症例は Host の観点から市中肺炎，Focus の観点から気管支肺炎，呼吸器感染症，Exposure および Microorganisms の観点から非定型肺炎，マイコプラズマ肺炎などの診断名でよぶことができる．これらは我々が人間，社会人，医師，呼吸器内科医など様々な役割をもつことと同様に，様々な文脈に適応するためにつくられ，それと同時に特発性肺線維症（放射線学的または病理学的に UIP pattern）に代表される間質性肺炎のように，特定の検査所見における見解が表されるようになっており，この診断名自体が鑑別や治療プランを考える上でこれ以上ない正当な理由になる．以下に呼吸器感染症の入り口として，これらの具体的な用語について解説していきたいと思う．しかし実は用語のほとんどは定義が曖昧なものであり，その曖昧さに困惑する方もいるだろう．そのためその定義における要点を大きくつかみ，正しい文脈で用いることで症例プレゼンテーションのレベルに大きな差がつくのも事実である．一度に覚えようとせず，まずはざっくりつかみ，後にじっくりと理解するようにしていただきたい．

▶ 1）肺炎とは何か

　肺炎とは広義には文字通り肺で炎症が起きていることを指すが，その中に肺実質（肺胞とその中の気腔）に起きた炎症を主とする肺胞性肺炎，そしてその対義語である間質性肺炎，つまり肺胞，気腔以外の肺のすべての結合組織（間質）に起きた炎症の 2 つが含まれる．しかし，世間一般的には感染症により起きた肺実質の炎症のことを肺炎（狭義の肺炎）とよんでいることにまずは留意いただきたい．そしてその狭義の肺炎（感染症）であるが意外なことに国際的に認知された診断基準というものは存在しない．では学会などではどのように定義されているか[図4]．

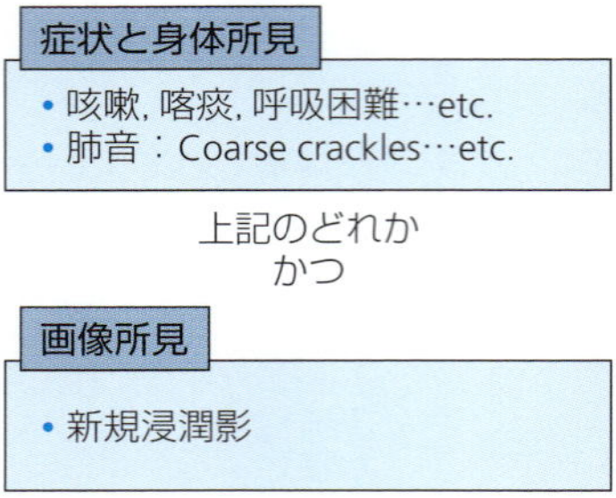

```
┌─ 症状と身体所見 ─────────┐
│ ・咳嗽, 喀痰, 呼吸困難…etc.   │
│ ・肺音：Coarse crackles…etc. │
└───────────────────┘
         上記のどれか
            かつ
┌─ 画像所見 ──────────────┐
│ ・新規浸潤影              │
└───────────────────┘
```

[図4] 肺炎の定義（Mandell LA, et al. Clin Infect Dis. 2007; 44 Suppl 2: S27-72 [2]より改変）

▶ **Question 3**：そもそも肺炎とはどんな疾患か説明できるだろうか？

Answer▶［図4］，［図5］からわかる通り肺炎は症候群[3]であり，それ故に常に診断が正しいか治療が正しいか経時的変化をみて，その「症候」をフォローする必要がある．

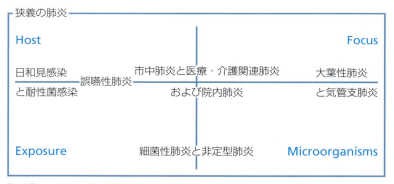

[図5] 肺炎を考えるうえで必要な要素

▶2）細菌性肺炎と非定型肺炎とは何か？

　細菌性肺炎と非定型肺炎と一般的によばれているが，その定義は何か実は定まっておらずガイドラインなどにも明記されていない．しかし，UpToDate などには便宜上定型および非定型「微生物」（typical および atypical organisms）による肺炎という記載で「微生物」は以下のような定義となっているので参考にされたい[4]．定型微生物としては肺炎球菌やインフルエンザ桿菌，モラクセラ，ブドウ球菌，連鎖球菌など β ラクタム薬が有効な微生物が並んでいる．また非定型微

1. 総論

生物としてはレジオネラ，マイコプラズマ，クラミドフィラ（クラミジア）などとされ，主にβラクタム薬が無効な細菌類が総称されている．これらはどちらも市中肺炎の文脈の中で用いられる概念である．院内肺炎の詳細は後述するが，入院患者に発症した肺炎において非定型病原体を想起することはなんらかのシックコンタクトがない限りきわめて稀であるため通常ディスカッションされることはほとんどない．

では市中肺炎においてこれらの言葉をどのように用いればよいか．まず明確にいえることは，どちらを想定するかで抗菌薬の選択が大きく異なるということである．つまり細菌性肺炎（定型微生物）が想定されればβラクタム薬で治療を行うのが基本であるし，非定型肺炎（非定型微生物）に対してはその他の薬剤（想定される病原体によりマクロライド，テトラサイクリン，ニューキノロンなど）でなければカバーできない．そのため市中肺炎を疑ったときにどちらを疑い，どの抗菌薬を処方するかは重要な問題である．以下にその鑑別の考え方について紹介するが，重要なポイントは定型か非定型かを完璧に鑑別できるツールは存在しないため，確信がもてなければやはり'外さない'治療をするということである．非定型菌のほとんどは致死率が低いため，死亡率をアウトカムとした市中肺炎についてのRCTを含むメタアナリシスではβラクタム薬単剤vsβラクタム薬＋マクロライドに差はないとされているが[5]，カバーしなかった場合に重症化がないわけではなく症状が遷延することになる．遷延性咳嗽の一部にも非定型病原体が一定数関与していることが報告されている[3]．そのためどちらか一方を強く疑う状況でなければ両方をカバーするのが無難であり，本邦のガイドラインもそのように推奨している[5]が，だからといって鑑別をしないでよいことにはならない．常に病態を考えて診療にあたることで大きなレベルアップがはかられると筆者は考える．たとえば外来でのフォローアップ間隔一つみても鑑別をどこまで立てた

[表1] 細菌性肺炎と非定型肺炎の鑑別（日本呼吸器学会. 成人肺炎診療ガイドライン2017. 2017[5]より抜粋）

鑑別に用いる項目	1. 年齢60歳未満 2. 基礎疾患がない，あるいは，軽微 3. 頑固な咳がある 4. 胸部聴診上所見が乏しい 5. 痰がない，あるいは，迅速診断法で原因菌が証明されない 6. 末梢血白血球数が10,000/μL未満である

上記6項目中4項目以上合致すれば非定型肺炎（マイコプラズマ，クラミドフィラ属）が疑われ，3項目以下であれば細菌性肺炎が疑いやすい．感度78%と低いが，特異度は93%と高い．

かで差がつく.

[表1]は本邦のガイドラインに記載されている鑑別のためのスコア表である.確かに，非定型肺炎の特徴をよく捉えており，該当する項目が4個以上であれば特異度が高く，非定型肺炎を疑うことができる．ただし注意すべきは感度が78%とやや低いことと，上記の研究で定義されている非定型肺炎はマイコプラズマ肺炎，肺炎クラミジア，オウム病クラミジアの3つでありレジオネラは含まれていないということである.

a）大葉性肺炎と気管支肺炎，細気管支炎および誤嚥性肺炎（Focus）

大葉性肺炎は一つの感染巣から同心円状に勢いよく炎症波及がみられる病態（気管支の走行に関係のない非区域性分布）であり，気管支肺炎は気管支に沿ってじわりじわりと炎症が散布（気道に仕切られた区域性分布）していくイメージである.

このような違いは菌体と宿主の免疫反応，つまり炎症の様式の違いからくるものと容易に想像できるだろう．大葉性肺炎では肺胞障害が顕著に起きることにより浸出液が多く，炎症細胞浸潤が少ないのが特徴で，浸出液は側副換気孔であるKohn孔やLambert管などを介して浸出液が広がるので同心円状に陰影が広がり［図6A］，同部位でcoarse cracklesが聴取されるのはそのためである．また大

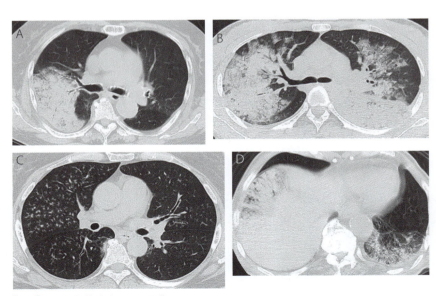

[図6] 肺炎・気管支炎のCT画像

葉性肺炎はその名こそ有名であるが実際には気管支肺炎の方が圧倒的に目にすることが多い．大葉性肺炎を起こす代表的な細菌は肺炎球菌，レジオネラに加え，クレブシエラが有名だが，これらでさえ気管支肺炎を呈する方が多いため気管支肺炎の鑑別にもこれらの微生物は十分含まれる．気管支肺炎の性質としては大葉性肺炎と比較して浸出液が少なく細胞浸潤が多い点があげられる．そして細菌や免疫細胞（白血球）はその大きさから，Kohn 孔や Lambert 管を通り抜けることができない．そのため経気道的に感染した分布そのままに気管支の中枢側からその走行に沿って（長軸方向に）肺炎像が広がる．中には免疫反応のしかたにより大葉性肺炎と気管支肺炎が混合する症例も存在する．気管支肺炎も進行すると気管支壁からの炎症が周囲肺胞に及び小葉全体に広がり癒合したようにみえるため[図6B]，広範囲に陰影が及ぶこともあり必ずしも大葉性肺炎だから浸潤影の容積が大きく，気管支肺炎だから小さいということではない．鑑別しにくい時のポイントとしては，気管支肺炎は気管支から小葉全体へ広がっていくという，まるで木の根元に与えた水分が末端の葉にまで届くかのような進展様式であるので，浸潤影の間に正常部がまだ残っているようにみえることが多い．ちなみにインフルエンザ菌やマイコプラズマなど遷延性咳嗽（〜8 週未満の咳嗽）の症例でも気管支肺炎は鑑別にあげるべき存在である．

　また誤嚥性肺炎も当然のことながら気道散布性の分布を示し，細気管支炎を引き起こす．時にそれは CT 上びまん性に現れることがあり，diffuse aspiration bronchiolitis（performance status が低下している症例に起きやすい）として報告されている[6][図6C]．そして細気管支炎に伴い肺炎像が著明であれば肺底・背側に重力方向に陰影が分布するのが典型的である[図6D]が，誤嚥した時の体位によって上中葉に陰影が分布することも少なくない．誤嚥性肺炎は高齢化に伴い頻度の増えている肺炎で，現在肺炎患者の 30 〜 60%（2, 3 人に 1 人）といわれ，今後も増加が予想され，また反復する可能性が高い．そのため明確な診断基準がなく難しいところだが，なるべく診断し再発予防策をとれるようになりたい．誤嚥はタイミングで，食事中，逆流 / 嘔吐，不顕性の 3 つに分けられる．食事中誤嚥は窒息の危険性も高く，逆流 / 嘔吐では化学性肺臓炎の原因となる．

b) 市中肺炎と医療・介護関連肺炎・院内肺炎（Exposure）とは何か

　本邦では市中肺炎（CAP）と医療・介護関連肺炎（NHCAP）および院内肺炎（HAP）という肺炎の分類が 2011 年に提唱され 7 年あまりが経過し，なじみの深い用語として認識されてきたことだろう．しかしその用語の定義や意義については現在も非常に大きな議論があり，米国では HCAP という用語は既に使われ

なくなっている反面，本邦では NHCAP を HAP の中に組み込んだガイドライン
が発表され[5]日米で肺炎の分類に大きな違いが生じている．そのため今後我々が
米国もしくは国際誌を読み肺炎の勉強をする際に大きな混乱を招く要因となる．

　我々の施設では，これまでも NHCAP というカテゴリーにより診療を左右する
ことなく，院外発症肺炎（≒市中肺炎）と院内肺炎という 2 つに大まかに分けて
診療を行っており，これからもその方針である．院内肺炎は入院後 48 時間以降
に発症した肺炎のことで，それ以外すべての肺炎を市中肺炎とよんでいる．これ
は本邦のガイドラインには準じない診療体系であるため慎重に紹介するが，この
ように 2 つに大別することで非常にシンプルかつクリアに症例を定義でき，そし
て米国と類似する診療体系であるため米国の論文を読む際や臨床研究を行う上で
もとても重要な分け方である．この定義に注意点があるとすれば医療・介護関連
肺炎という言葉ができた経緯である耐性菌の見積もりにある．医療・介護関連肺
炎は医療の進歩により高齢化社会となり介護施設が充実してきた現代社会におい
て，「難治性・再燃性・予後不良」な肺炎が増加し，その死亡者数が人口動態統計
のラインキングで第 3 位に上ったことをきっかけとして提唱された背景があり[7]，
抗菌薬選択について分けて考えるよう警鐘を鳴らすために作られた用語である．
しかし市民権を得た現代だから言えることだが，ひとくちに医療・介護関連とい
ってもどのような医療行為をうけているか，どのような医療・介護施設にお住ま
いかにより状況が大きく異なる．つまり嘱託医から抗菌薬の処方が受けられる環
境（抗菌薬のアクセスが良すぎる）なのか，そうでないかで耐性菌の発生リスク
も異なるであろうし，経管栄養の使用の有無でも大きく異なる．また本邦のガイ
ドラインでは，NHCAP に対する抗菌薬の推奨にたどり着くには qSOFA を評価
し 2 点以上なら SOFA を計算し，その後 A-DROP を計算し，さらに耐性菌リス
クを見積もるためにバーセル指数の計算を含む耐性菌のリスク因子スコアをつけ
なければならない[5]．そもそも耐性菌リスクが高いものが NHCAP と定義される
のではなかっただろうか．スコア一つ一つはとても重要なものであるが，すべて
使えば良いというものではないと筆者は考える．これではすべてを計算し終えて
抗菌薬にたどり着くまでに肺炎がさらに増悪してもおかしくないだろう．肺炎の
起因菌として一番多い肺炎球菌を想定するなら，抗菌薬は 'As soon as possible'
が原則である．さらに免疫不全者であればその対応，呼吸循環動態の破綻があれ
ばその対応をしなければならないと考えると，現場に出られている皆さんには決
して使い勝手の良いものではないだろう．

　それでは，CAP も NHCAP も市中で発症しているのだから共通の耐性菌リス

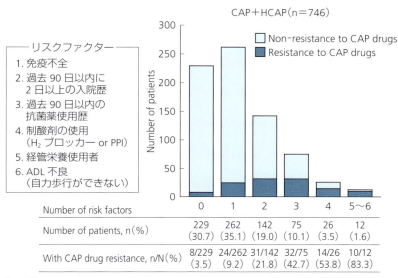

[図7] 市中発症肺炎における耐性菌リスク（Shindo Y, et al. Am J Respir Crit Care Med. 2013; 188: 985-95[8]より抜粋）

クがないか研究，解析することが重要である．本邦で行われた研究では上記の項目が耐性菌リスクファクターとしてあげられている[図7]．つまり該当項目を有する者に対し通常の定型微生物のカバーだけではなく抗緑膿菌活性を有する抗菌薬の使用を考慮する姿勢がよいだろう．そして適切な抗菌薬投与がなされず受診から72時間経過してしまうと死亡率に大きく差が出るというデータがある通り[図8]，耐性菌リスクのある患者でかつ外来治療が可能と判定した場合においては初期治療効果判定を3日前後で行うことが望ましい．

c）日和見感染症（Host）と耐性菌（Microorganisms）

日和見菌はホストに免疫不全があり'通常の免疫状態ではかからないような'病原性の弱い菌により感染症を起こすことである．日和見感染症を引き起こす病原体としては，クレブシエラ，メチシリン耐性黄色ブドウ球菌（MRSA）などの薬剤耐性菌，緑膿菌，セラチア，エンテロバクターなどのグラム陰性桿菌，結核菌などの抗酸菌，カンジダ，アスペルギルス，クリプトコックス，ニューモシスチスなどの真菌，トキソプラズマなどの原虫，ヘルペスやサイトメガロなどのウイルスがある．一方，耐性菌は細菌の病原性は関係ない．例えばペニシリン耐性の肺炎球菌（PRSP）やβラクタマーゼ非産生アンピシリン耐性インフルエンザ

Chapter 5 ▶ 感染症を疑うときの対処 —症例提示—

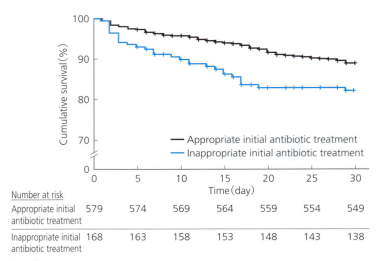

[図8] **抗菌薬の適切な投与と生存曲線**（Shindo Y, et al. Lancet Infect Dis. 2015; 15: 1055-65 [9]）より抜粋）

桿菌（BLNAR）のような細菌は耐性機序を獲得しているが弱毒菌ではなく一般人でもかかりうる病原性の高い細菌である．

2. Host（免疫不全など）

 宿主免疫が正常でも異常でも頻度の高い感染症，起因菌は大差ない．しかし免疫不全者に特有の感染症はいつも肺を舞台に様々なプレゼンテーション（典型的・非典型的）でやってくる．

　感染症に与えるHost（宿主）側の要因で一番多いものは現代社会においては嚥下機能低下による誤嚥性肺炎であることは言うまでもないが，Host defenceとしての免疫機構の理解はその頻度の低さ（施設間差が大きい）と概念の複雑さ，そして症例がuncommonなpresentationを呈することが少なくないため診療スタイルを形作る上でハードルが高い．頻度が低いためあまり考えなくても日常診療の大部分は'こなせる'だろう．しかし，この手の問題に何度も足下をすくわれることになる．というのも免疫不全者が罹患する感染症のFocusとして肺が圧

2. Host（免疫不全など）

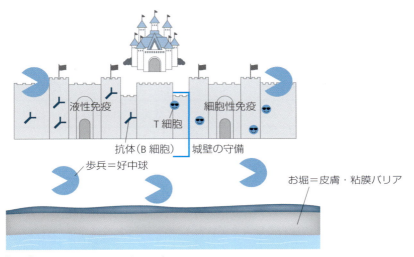

[図9] Host defence のイメージ図
城壁の絵を描く．細胞性と液性が城壁で，城壁とその前面にいる（口の大きな）歩兵が好中球，その前のお堀が皮膚，粘膜バリア．

倒的に多いからである（全感染症の 50 〜 70％程度が肺！）．そのため考えることを諦めずに型を身につける努力を惜しまないで頂きたい．Host defence のイメージを [図9] に示す．

免疫不全者の感染症を外来で診療するというざっくりしたセッティングで敢えてまとめると，一にも二にも肺炎を疑い（三に尿路感染，他），通常のポピュラーな細菌（重症化/遷延化/膿瘍化しやすい）に加えて，1）緑膿菌，2）MRSA，3）PCP（*Pneumocystis pneumonia*，別名：PJP），4）結核，5）アスペルギルスを鑑別にあげることが重要である．他にも考えうる病原体は山ほどあるし，それを起こしやすい免疫不全のタイプにも傾向があるが，考えなければ治療/感染防御を外しうるもの，かつよくお目にかかる菌をまずあげてみた．以下にさらに詳しく免疫不全のタイプとその性質，重点的に注意すべき病原体を示す．

▶1）免疫不全の種類

自然免疫と獲得免疫はそれぞれ，もしくはお互いに複雑な機構で体内の免疫システムを構築しており，なかなかクリアカットに理解するのが難しいが免疫不全の機序を大きく 4 つの病態に分けるのが一般的であり，1．好中球減少，2．細胞

性免疫不全，3. 液性免疫不全，4. 皮膚・粘膜バリア破綻がある．そしてその他複合的な免疫不全を引き起こす頻度の高い状態・疾患として高齢・糖尿病・大酒家・透析患者があげられる（慢性呼吸器疾患もあるが，今回は粘膜バリア破綻に含める）．

> ▶ **Question 1**：元気な成人では何をもって免疫不全はないといえるのか？

Answer ▶ 上記のような要因が明らかに存在しない症例を一応免疫不全ではない症例（immunocpmpetent）とよんでいる．

▶2) 免疫不全の病態と特徴

　各四大病態とその他の免疫不全者の特徴について [**表2**] に示す．最初に紹介する好中球はマクロファージと同様に自然免疫に分類され食細胞としての役割を担っているが，好中球がマクロファージよりも重要視される理由はその性質にある．好中球の半減期は数日で（マクロファージは数カ月），その間に異物との免疫反応が起きると，花火のように記録にはならないが記憶に残る爆発的な炎症を引き起こす．これが防御に役に立つのだがその数が減ると爆発力も激減してしまい，あっという間に重症感染症が引き起こされる．自然免疫は病原体が体内に侵入したときの初動を担うため，ここがすり抜けられるとすべての免疫反応が遅れてしまうのである．そして好中球減少時は感染のエントリーとして粘膜に注目する必要がある．それは気道（肺），腸管，尿管（尿路）が該当し，これらは常に細菌にさらされており，好中球がいないことによりここからの微生物（緑膿菌，MRSA，カンジダ）の侵入が起こりやすくなる．そして真菌では糸状菌（アスペルギルス，ムーコルなど）などは体内で成長し大きくなると物理的に貪食できなくなる．そのため高度な好中球減少（< $100/\mu L$）が5日以上続いたときは菌体が好中球よりも大きくなりやすく，これらの感染に弱くなるのである．また好中球減少と同様の意味をもつ病態として好中球の貪食能低下や活性酸素産生の低下（慢性肉芽腫症など）がある．

　病原微生物は Host の細胞を利用して細胞内で増殖 / 潜伏するものと細胞外で増殖するものに大別できる．そのため Host の免疫もこれに対応するシステムを「獲得」しなければならない（獲得免疫）．具体的には細胞内寄生菌に対しては細胞性免疫が起動し，細胞外にとどまる菌については液性免疫で対応できるようになっている．細胞性免疫の主役は活性化 T 細胞で，液性免疫の主役は活性化 B 細

2. Host（免疫不全など）

［表2］免疫不全の病態と特徴

	頻度の多い疾患/使用薬/引き起こされる免疫不全	起こしうる感染症/注意すべき起因菌	特記事項
好中球減少	抗がん薬による好中球減少，白血病	発熱時とにかく緑膿菌をカバー！ 他，MRSAやESBL産生菌，カンジダにも注意 糸状菌（アスペルギルスなど）：高度の好中球減少（<100/μL）が5日以上	緊急事態であるにも関わらず，膿瘍を形成する力がなくフォーカスを示唆する身体所見に乏しい．好中球減少性発熱（FN）の時は気管（肺），腸管，尿管をチェック！
液性免疫不全	多発性骨髄腫や抗CD20抗体（リツキシマブ），Common variable immunodeficiency（IgGの低下），免疫抑制剤	SICKに注意！ S: *Streptococcus pneumoniae*（肺炎球菌）， I: *Influenza*桿菌（ヘモフィルス）， C: *Cryptococcus neoformans*（クリプトコッカス）， K: *Klebsiella pneumoniae*（クレブシエラ）	多少IgGが低下してるといった状態では重篤化よりも頻度（反復性）が問題となるが，脾摘後では左記の莢膜を有する細菌が非常に重篤で致死的な全身感染症を起こしうる．
細胞性免疫不全	HIV感染，急性リンパ球性白血病，悪性リンパ腫，ステロイド製剤の全身投与，免疫抑制剤（特にタクロリムス，シクロスポリン），TNF阻害薬（※），IL-6受容体阻害薬（トシリズマブ）	細胞内寄生微生物，真菌，ウイルスが3本柱 細胞内寄生菌：黄色ブドウ球菌（細胞外細菌でもある），非定型細菌，抗酸菌（結核やNTM），ノカルジア ウイルス：インフルエンザ，CMVなどヒトヘルペス属，HBV 真菌：カンジダ，アスペルギルス，PCP	T細胞は様々な種類（CD4$^+$; Th1, Th2, CD8$^+$CTL），役割が存在するためそれぞれの障害ごとに微生物に対する免疫が抑制されるため病態を考える上で複雑になりやすい．そのため細胞性免疫不全として大きく捉え左記微生物を把握すると実臨床では使い勝手がよいだろう．
皮膚粘膜バリア破綻	熱傷外傷，褥瘡，血管/尿カテ感染，慢性呼吸器疾患による気管支粘膜の炎症/障害	その物理的なバリアが破綻した部位により菌種は異なるが表皮にいる黄色ブドウ球菌やカンジダなどに注意が必要である．抗菌薬暴露が増えるとMRSA，緑膿菌に注意！	COPDや気管支拡張症，構造破壊の進んだIPでは粘膜障害により十分な線毛運動は起きず細菌が定着もしくは感染症を起こすことが知られ，緑膿菌といった耐性菌やNTM，真菌感染のリスクとなる．喫煙自体が線毛障害や細胞性免疫，液性免疫を軽度障害する．皮膚バリア破綻では放射線性

（次頁につづく）

117

Chapter 5 ▶ 感染症を疑うときの対処 —症例提示—

[表2] つづき

	頻度の多い疾患/使用薬/引き起こされる免疫不全	起こしうる感染症/注意すべき起因菌	特記事項
			皮膚炎より胸部皮膚瘻が形成されMSSAによる膿胸を発症し，皮膚瘻から排膿が続く1例を経験したことがある．
その他			
高齢	咳嗽力の低下，獲得免疫能の低下	口腔内常在菌による感染症（誤嚥性肺炎や膿胸）	様々な併存疾患をもつことや，抗菌薬暴露歴の増加なども関与している
大酒家	咳嗽不全，喉頭蓋反射の低下，好中球の運動障害	誤嚥性肺炎のリスク，クレブシエラ	クレブシエラなど好気性のグラム陰性桿菌が咽喉頭に常在しやすくなる
糖尿病	好中球の機能障害＞細胞性免疫不全	通常のポピュラーな細菌にかかりやすく重症化しやすい	他に合併症としての血流障害も感染症の原因となる
慢性腎臓病	細胞性免疫不全	透析患者では結核菌のリスクが健常人の8倍	肺外結核も多いことに注意が必要
ウイルス性上気道炎	気管支上皮障害，漿液の産生と肺胞への貯留	鼻咽頭の細菌が肺に侵入し，肺胞にたまった漿液の中で増殖する	インフルエンザ（ウイルス）後肺炎の起因菌は肺炎球菌，黄色ブドウ球菌，インフルエンザ桿菌の順に多い

※TNF阻害薬: インフリキシマブ，アダリムマブ，ゴリムマブ，セルトリズマブペゴル，エタネルセプトなどがある．

　胞である．このことからわかるように細胞性免疫が防ぐのは結核菌などの弱い慢性炎症を起こす細胞内寄生菌で（PCPの炎症は肺胞Ⅰ型上皮に固着した菌体とT細胞による強いアレルギー反応が主体であるため例外的），液性免疫が防ぐのは莢膜をもち自然免疫の監視をすり抜けた，急性炎症を起こす病原性の強い細菌たち（代表的な菌は「SICK」！，[表2]）であるため重篤化しやすく（脾臓が働かないと最悪），短期間で反復しやすいのである．

　皮膚粘膜はそれが見た目通り，菌体が体内に侵入するうえでの障壁となってくれる．しかしこれが破綻した状態だと容易に侵入されてしまう．特にカテーテル関連（末梢静脈や中心静脈ルート）血流感染症や術後の創部感染などがイメージしやすいと思うが気道粘膜の破綻や障害でも同様のことが起こる．

2. Host（免疫不全など）

症例③

66歳男性．他院Aで肺扁平上皮癌（pT2N1M0 stageⅡB）に対して手術を受け，X−2カ月から術後補助化学療法としてシスプラチン＋ビノレルビンを投与されていた．

　今回X−15日に3サイクル目の投与が他院Aの外来で開始されX−8日にday 8の抗がん薬を投与予定であったがGrade 3の好中球減少（＜1,000/μL）を認めたため中止となっていた．X−3日より発熱が続きX−1日に他院Aに家族が電話相談したところ，近医を受診して「LVFXを処方してもらうように」との説明をうけX日他院Bを受診．そしてショックバイタルを認め敗血症性ショックが疑われ当院に搬送となった．

［既往歴］ COPD

［内服歴］ なし

［生活・社会歴］ 喫煙：20本/日・40年，5年前に禁煙

［入院時現症］ BP 135/80，HR 95，T 37.6℃，RR 20，SpO₂ 91%（RA），全身状態：やや sick

頭頸部：眼瞼結膜貧血なし，眼球結膜黄染なし，咽頭発赤なし，白苔なし，舌乾燥あり，頸部リンパ節腫脹なし，甲状腺圧痛なし

胸部：心音整，雑音なし，肺音：左背側に coarse crackles を聴取する

腹部：蠕動音低下，平坦軟，圧痛なし

四肢：浮腫なし，皮疹なし

［入院時検査所見］ 白血球 500/μL，好中球 50/μL，LDH 246U/L，BUN 24mg/dL，Cre 1.22mg/dL，CRP 17.7mg/dL，尿：膿尿および細菌尿なし，尿中肺炎球菌およびレジオネラ抗原陰性

　胸部X線 **［図10A］** では左中肺野を中心に透過性が低下し，胸部CT **［図10B］** では気腫肺を背景に空洞を伴う浸潤影を認め，縦隔条件（造影，**［図10C］**）では空洞内の液貯留および周囲に低吸収域を認める．

　喀痰は緑色調膿性でGeckler分類5で細いGNRを有意に認めた．好中球減少により合併した緑膿菌による肺膿瘍が疑われ，入院加療が必要と判断しPIPC/TAZで治療を開始した．そして喀痰培養結果からやはり緑膿菌が単独有意に同定され確定診断に至った．Microorganismsの観点からみた緑膿菌は気管支拡張症など構造破壊が進行していると定

着が起こりやすく，緑膿菌といえば好中球減少，肺の構造破壊（粘膜バリア破綻），院内感染症のシチュエーションで想起すべき起因菌である．

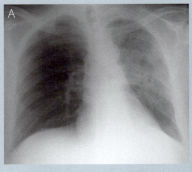
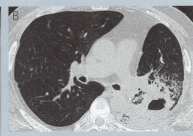
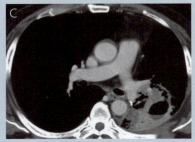

[図10] 症例③

3. Focus

> **Point** 肺炎は肺（実質）の疾病だがそこに炎症が波及するまでの経路を推論することで鑑別，病態は大きく変わる！ 呼吸器感染症のFocusとなりうる部位を理解しよう．

　肺炎は確かに肺実質の炎症であるため，X線やCTをみて肺が白いことだけ確認すればよいという気持ちになっていないだろうか．しかしどこからこの炎症はやってきたのか，そのストーリーを病歴や身体所見などから組み立てることができれば，より確実性の高い診療ができると考える．そして何より診療が楽しくなるはずである．また肺外にFocusを作る疾患にも慣れ親しむ必要がある．以下に

3. Focus

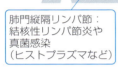

上気道：
上気道炎（ウイルス，非定型菌）→細菌性肺炎に移行することも
副鼻腔炎→副鼻腔気管支炎症候群を併発することがある

気管支，細気管支：
上気道炎のウイルスや非定型菌の炎症波及が多いが通常の細菌性肺炎の起因菌も細気管支炎を起こすことがある．また誤嚥においても重要なフォーカスとなる
（気管支結核にも注意！）

肺胞（肺実質）：
大葉性肺炎および気管支肺炎における感染症の主座である（炎症の広がり方については総論を参照）

血流感染：
Septic emboli（敗血症性塞栓）を形成．これは細菌を含む塞栓子により作られるため腫瘍を形成する

胸膜／胸腔：
ウイルス感染や細菌性肺炎随伴性の胸膜炎などがあり，胸腔内に膿瘍を形成したものが膿胸である．肺炎からの移行や口腔内常在菌の血流感染，皮膚粘膜破綻部からなど

肺門縦隔リンパ節：
結核性リンパ節炎や真菌感染
（ヒストプラズマなど）

[図11] 呼吸器感染症の Focus

代表的な Focus とその成り立ちについて解説する．

まず [図11] のように上気道は鼻腔から口腔，咽喉頭までを指し（それ以下は下気道），それぞれで異なる細菌叢を形成している．特に口腔内ではプラークの形成箇所で細菌がバイオフィルムを形成することでフソバクテリウムのような偏性嫌気性菌でも常在できるようになる．またこの部位で最多の感染症はウイルス性上気道炎（かぜ症候群）である．これに対する抗菌薬の処方はその診断が症候群であるが故の不確かさから行われることがあるが，効果がない，副作用を及ぼす，コストがかかる，患者に間違った知識を植え付ける，本当に肺炎になった時の耐性菌リスクが上昇するなど非常に多くの実害を生むことが複数の前向き試験などで報告されている[10]．しかし一方で，なぜそのような処方がなくならないかについても考える必要があるが，大きくは，もしも細菌性であったらという恐怖と患者満足度ではないだろうか．確かに抗菌薬を処方されなかった患者の医療に対する満足度が低くなる可能性があることは古くから報告されている[11]．皆さんも「抗菌薬を処方してくれなかった」と文句を言われたことはないだろうか．これについて上記の報告では待機的抗菌薬処方と即時処方という面白い2群でランダム比較試験を行っており，明らかに抗菌薬が必要という状態ではない，咳嗽を訴え

Chapter 5 ▶ 感染症を疑うときの対処 ―症例提示―

る症例に即時に抗菌薬を処方するのと，1週間後に抗菌薬を「受け取りに来てもよい」（待機的抗菌薬処方）という2群比較である．結果，咳嗽改善までの日数に差はなくまた面白いことに，待機的抗菌薬処方群でもおよそ6割が抗菌薬を取りに来ず，かつ抗菌薬を取りに来たサブグループよりも高い患者満足度を示した．この報告や普段の診療を通して考えると，患者満足度には抗菌薬処方よりも早急な症状緩和の方が重要であること，また医師がかぜ症候群らしいと診断できる症例については対症療法が最善策であること，および症状が改善しない時に正しい医療機関の受診方法について患者教育することが重要と考える．逆にとらえると，かぜ症候群と細菌性感染症の鑑別は医師としてのセンスが試されるポイントであり，かぜ症候群を熟知することも重要である．かぜの3徴といわれる徴候は鼻汁，咽頭痛，咳嗽である．だがここで注意すべきは，咳嗽のみの症例を安易に上気道炎としないことである．咳嗽のみであれば，これは肺炎のような下気道感染の典型的症状であり，これに膿性痰（＝湿性咳嗽）があれば断然肺炎が疑わしいし，上気道炎による気道粘膜障害と肺胞への漿液（痰）貯留により細菌性肺炎に移行（合併）していくことがあるため，問診で痰の有無，痰の色についても忘れず聴取したい．上気道には正確には含まれないが，副鼻腔は耳鼻科領域ながら呼吸器とは関係の深い器官である．急性の副鼻腔炎を含め，これら上気道感染症のほとんどがウイルス性であるが，中にはA群β溶連菌，淋菌，マイコプラズマ，クラミドフィラも少ないながら起因菌となり，口腔内常在菌による膿瘍形成にも注意したい．慢性の副鼻腔炎に気管支炎を伴えば副鼻腔気管支症候群となる．

　次に下気道だが，これは声門を超えて気管に入ったところから肺胞に繋がる終末細気管支までを指す．ここでの感染症の特徴として細菌感染が増えてくることがあげられるが，しかし抗菌薬投与の是非についてのエビデンスレベルは低い．上から順番にみていくと気管／気管支領域の感染症は特殊だが，（気管）気管支結核や人工呼吸器関連気管・気管支炎（VAT: ventilator-associated tracheobron-chitis）というものがある．気管支結核は本邦の統計上は肺結核に含まれているため正確な症例数が報告されてはいないが，少なくはないとされている．気管支鏡による内腔観察によってはじめてその存在がわかるため診断が難しい．またVATはIDSA/ATSの院内肺炎ガイドラインでは抗菌薬投与は一定の効果を認めつつも推奨されていない[12]．そして次に市中感染症としてはポピュラーな急性気管支炎であるが，これについても抗菌薬投与についてはネガティブデータが存在するものの[13]まだコンセンサスが得られておらず，日本化学療法学会発行の感染症治療ガイド[14]には慢性呼吸器疾患（COPD，気管支拡張症など）を有する症例

以外は「推奨されない」としている．しかしマイコプラズマやクラミドフィラが疑われる場合には治療という但し書きがあるので，実臨床における治療閾値は高いとはいえない．次に下気道の終末で起こる細気管支炎に関してはもっとデータが乏しい．小児では投与しないよう推奨されているが，成人について研究されたデータは乏しい．臨床で遭遇する機会が多いのは誤嚥で，また他の原因でもCT上（細気管支炎はCTがないと診断困難）少しでも肺炎を疑えば抗菌薬の投与が必要であることや症状遷延（慢性感染に移行）の可能性や症状（QOL）の面から抗菌薬投与の閾値は致命率にかかわらずある程度低くするべきではないかと考える．

症例④

重喫煙歴があり維持透析中の77歳男性．

　5日前からの鼻汁，咳嗽，咽頭痛，2日前からの発熱，咳嗽の湿性化を訴え来院．CT所見は[図12]の通りで，喀痰培養からはインフルエンザ菌が検出された．

　さて，ここまでの臨床経過を考えるとインフルエンザ菌による肺炎と考えられるだろうが，画像に戸惑われた方もいるのではいだろうか．ポイントは肺野の陰影は浸潤影といえるのか，胸水の原因は何か（膿胸ではないのか？）である．まず浸潤影とは何か，端的に述べると肺が白くてvolume loss（容積減少）していないこと，かつ血管影などの背景肺の構造が透見できないことである（肺のvolume lossがあればそれは無気肺であるし，背景肺の構造が見えればそれはすりガラス影である）．そして本症例の陰影は肺が白くvolume lossを伴わず，背景肺の構造が見えないので浸潤影と言えそうだが，それにしては穴だらけではない

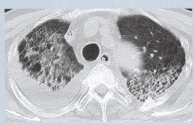

[図12] 症例④

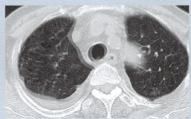

[図13] 症例④の過去画像

Chapter 5 ▶ 感染症を疑うときの対処 ―症例提示―

だろうか．これはよく蜂巣肺と間違われるが，過去画像 [図13] と比較すれば，そこにもともと肺気腫があり，そのため肺実質が疎になっていることがわかるだろう．つまりこれは気腫肺にのった浸潤影（その虫食い状の陰影から Swiss cheese appearance とよばれる）である．ほかの鑑別ポイントとしては，肺炎罹患時の CT でも浸潤影のないところに気腫が認められ，浸潤影に向かって連続していることや，蜂巣肺が肺底背側にできやすいことなどがわかっていればもっと鑑別が容易になるだろう．

▶ **Question 2**: 胸部 CT が撮影されているが必要だっただろうか．X 線のみで肺炎と言い切れるだろうか（Focus，p.120 参照）

Answer ▶ 本症例（総論のマイコプラズマの例）のように胸部 X 線写真で右下肺野に浸潤影を認め容易に肺炎を疑うことのできる症例では不要であったかもしれない．しかし誤嚥性肺炎など背側に陰影を作りやすい肺炎は正面像ではわかりにくいことがあり特に側面像も撮れず病歴，身体所見もとれないような状況や，呼吸器症状を呈した免疫不全者において胸部 CT はとても有用な検査モダリティである．また COPD や気管支拡張症など肺の構造破壊が起こっている疾患においては CT で陰影の性状を確認することも重要であり，間質性肺炎では急性増悪も懸念されるため CT がカギとなる．

次に肺実質に感染を起こす経路として前述の気道からの原因微生物の吸入だけではなく，血流感染も重要な発症機序となる．この場合，菌塊を含む塞栓子が肺動脈に詰まり，そこで膿瘍形成が起こる．もちろん原疾患，つまり感染性心内膜炎など真の Focus がどこか別にあるか探すこと，それに応じて治療をすることが重要である．また，例外的に間質性肺炎（胞隔炎）像を呈する肺炎が存在し，その代表例として，PCP，CMV，ツツガムシ，ウイルス（インフルエンザ），マラリアがある．これらは炎症により血管の透過性亢進，肺水腫を引き起こすことが知られている．

次に胸膜炎および膿胸である．これは肺炎から臓側胸膜への炎症または感染の

波及でみられる．胸膜炎に関してはウイルス性上気道炎に伴いみられることもあるため常に細菌性というわけではない．膿胸となる他の経路としては血流感染や創部感染（手術や外傷での皮膚粘膜バリア破綻）があるが，起因菌としては肺炎球菌，口腔内のブドウ球菌＆連鎖球菌（スタフィロコックスとストレプトコックスで"S＆S"）や口腔内嫌気性菌が多い．そして特に慢性の経過もしくは経過不明であれば結核性胸膜炎も忘れてはならない．

最後に肺門縦隔リンパ節である．ここは臨床上よく悪性腫瘍の転移やサルコイドーシスのFocusとなるし，渡航歴を聴取していないとなかなか感染症の鑑別はあがらないが特に渡米歴のある症例（次のExposureの項を参照）ではヒストプラズマなど真菌感染症に注意が必要である．

4. Exposure

Point パーソナルな問診に踏み込み各人の行動を聴取し起こりうる感染症を想像することが重要である．

はじめに，Hostの項でもふれたが，昨今の高齢化社会で一番問題になるのは誤嚥であり，これは暴露源の観点からも非常に重要である．したがってExposureの項でも違う角度からもう一度紹介する．誤嚥の食事中のムセ，胃食道逆流／嘔吐，不顕性誤嚥の3病態のうち，嘔吐については少し注意が必要である．誤嚥性肺炎と診断してしまうと「なぜ嘔吐したのか」がおろそかになりがちだが，これがとても重要である．嘔吐の鑑別は非常に多岐にわたり嘔吐のみで鑑別診断をするのは難しいが，おおざっぱに頭部（脳卒中），心臓（MI），消化器（腸閉塞や，腸炎），内分泌（低血糖，副腎不全），感染症と薬剤性を考えればよいだろう．特に感染症では腎盂腎炎が先行し，その炎症がGeorta筋膜に波及することで後腹膜内が刺激され嘔吐に繋がるとされる．そのため問診で，誤嚥の前に寒気，熱がなかったか，尿検査，血液培養はしっかりとったかも重要となる．

他の主な曝露源を［表3］にまとめる．

[表3] 暴露源と推定微生物

曝露源	推定される原因微生物	特記事項
人口密集地, 施設・学校	肺炎球菌, A群β溶連菌, 肺炎クラミドフィラ, マイコプラズマ	非定型肺炎の経過は基本的には緩徐だが他2つは急激に悪化しうるため要注意. A群β溶連菌は稀だが若年者でも集団感染し重篤な肺炎を発症しうる.
インフルエンザウイルス感染	肺炎球菌, 黄色ブドウ球菌, インフルエンザ桿菌	発症機序はHostの項を参照. 国立感染症研究所のHPに「インフルエンザ流行レベルマップ」がある. (https://nesid4g.mhlw.go.jp/Hasseidoko/Levelmap/flu/new_jmap.html)
温泉, 中央式給湯設備	レジオネラ	湿度が高く20〜55℃の環境で繁殖し, エアロゾルの吸入で感染する. 年々高齢者の罹患者数が増加傾向である[15].
簡易宿泊施設など	結核	日本中どこでも発生するが近年は訪日人口の増加により輸入感染症としても注意が必要である[16].
渡米	コクシジオイデス, ヒストプラズマ, ブラストミセス	米国の真菌感染症MAP [図14] を参照.
海外渡航	マラリア	蚊刺症(ハマダラカ), 地域はFORTHを参照[17].
海外渡航	中東呼吸器症候群コロナウイルス(MERS-CoV)	中東のうち特にサウジアラビアの渡航者が大半を占める, ヒト-ヒト感染する.
鳥類	オウム病クラミドフィラ(オウム病)	ペット飼育や養鶏場の職員などに注意(排泄物からの吸入).
山岳部	ツツガムシ	tick bite disease(ダニ咬傷).

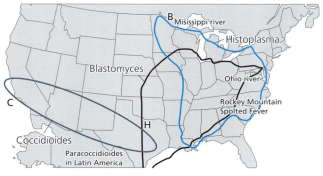

[図14] 米国の真菌感染症 MAP

▶ **Question 4**: マイコプラズマは何歳がかかるのが典型的？

Answer ▶ 答えは小児を含め全年齢でありうるが，年齢分布も様々だが高齢者となるとクラミドフィラ感染のほうが多くなる．肺炎においては小児は10％ほどしかならず，他は気管支炎でとどまることが多いが，それに対して内科領域の年齢では肺炎の頻度は増えてくる[図15]．

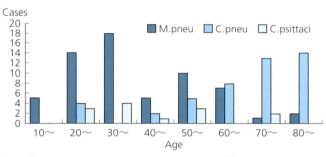

[図15] 121人の上記非定型菌3種の年齢分布[18]
M. pneu: *Mycoplasma pneumoniae* pneumonia
C. pneu: *Chlamydia pneumoniae* pneumonia
C. psittaci: *Chlamydia psittaci* pneumonia

症例⑤

特記すべき既往のない36歳女性．

受診6日前より頭痛と倦怠感を自覚．4日前から39℃の発熱，3日前から乾性咳嗽が出現．近医を受診し解熱薬処方されるも症状の改善乏しく来院された．職業は漁業組合の事務だが，実家は養鶏場であり家の隣で飼育されている．SpO_2は94％（RA）で身体所見上，左下肺優位に両側でcoarse cracklesを聴取した．採血では炎症反応上昇の他にAST 91，ALT 74U/L程度の肝逸脱酵素上昇を認めた．胸部X線，CT所見[図16]は以下の通り．

気道散布性に広がる気管支肺炎パターンが主体（各気管支の支配領域の境界がわずかにスペアされている）で，左肺背側など大葉性肺炎パタ

ーン也混在しているような陰影を認めた．上記経過から非定型病原体の関与を疑い各種抗体検査を提出したところ，オウム病クラミドフィラ抗体のペア血清が初回 32 倍，2 週間後 256 倍と非常に高値であり，やはりトリ暴露によるオウム病が疑われた．

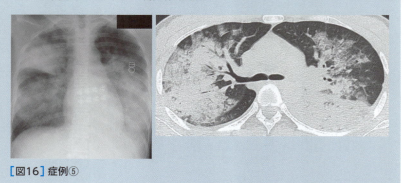

[図16] 症例⑤

5. Microorganisms

　Microorganisms の推定は治療に直結する重要な項目であるが，これは Host, Focus, Exposure の情報を総合して臨床診断をつけたときに考える内容である．例えば市中肺炎でもグラム染色で G5 GPDC, 喀痰ラピラン®陽性となれば肺炎球菌性肺炎という微生物学的診断名がつく．またグラム染色は施設間で大きく差が出ることから一概に強く推奨とはいえないが，その解釈を熟知している施設では 90％以上の特異度をもって診断に寄与するというデータもあり[19]，筆者らもグラム染色なしでは診療に大きな制限がかかると感じている．特に定型微生物の同定と緑膿菌を疑う細い GNR の有無，ブドウ球菌を疑う GPC クラスターの有無にその力を発揮する．逆に Geckler 5 で明らかな菌体を認めなければ非定型肺炎や特殊な肺炎の可能性が高まるであろう．ただし非定型肺炎の場合に良質な喀痰が採取されることは稀で Geckler 分類で 4，5 の喀痰がとれないことも一つの特徴的所見となりグラム染色の陰性所見は［表1］(p.109) の項目の「迅速診断法で原因菌が証明されない」に該当する．本項では肺炎の起因菌としての頻度と主だった病原微生物について診療上重要な部分をピックアップし紹介する．

5. Microorganisms

▶1）肺炎の起因菌別の頻度

　　JRS の肺炎ガイドラインでなされたメタアナリシスでの市中肺炎 3,077 例における病原微生物解析では頻度順に肺炎球菌（19％），インフルエンザ桿菌（8％）が 2 大病因で，黄色ブドウ球菌（4％），クレブシエラと肺炎クラミドフィラ，マイコプラズマ（各 3％）と報告され，また CAP 64 例における網羅的細菌叢解析（BAL 検体）では，これらに加え口腔連鎖球菌（誤嚥性肺炎が推定される）も高頻度（10％）で検出されたことも注目のポイントである[5]．またクレブシエラは，以前は大酒家に特徴的とされていたが，高齢による免疫低下でもみられることが多く数が増えて 4 位につけており，それと同数程度非定型菌であるクラミドフィラ，マイコプラズマがある．

▶2）菌体ごとの特徴

　　肺炎の菌体ごとの特徴を［表4］に示す．

［表4］肺炎菌の菌体ごとの特徴

	病原微生物	診療上重要な特徴
急性肺炎で重要な微生物	肺炎球菌	本来は常在菌であるが肺炎の起因菌として最頻出であり重篤化しやすい．特に菌血症や髄膜炎を発症している者を侵襲性肺炎球菌感染症（IPD）と言い，肺炎患者においてもその合併に注意が必要である．65歳以上（もしくは免疫異常のある症例）に対するワクチン接種が近年広まり肺炎予防および重症化抑制に貢献している．
	インフルエンザ桿菌	耐性機序が4つあり非常にわかりにくいが基本的にはβラクタマーゼ（BL）産生によりABPC耐性となるか，それ以外の機序（ペニシリン結合蛋白の変異）でペニシリン系に耐性となるかがポイントである． ・BLNAS：BL陰性（negative），AS：アンピシリン感受性（ampicillin susceptible）→ABPCで治療可 ・BLPAR：BL陽性（positive），AR：アンピシリン耐性（ampicillin resistant）→ABPC無効でABPC/SBT，CTRXで治療 ・BLNAR：BL陰性，AR→ABPC/SBTも無効なのでCTRXで治療 ・BLPACR：BL陽性（positive），ACR：アモキシシリン・クラブラン酸耐性（amoxicillin clavulanate resistant） 　→BL陽性なのにABPC/SBT耐性を有しこれもCTRXで治療
	黄色ブドウ球菌	市中発症のうち3割ほどがMRSAとされ，特にインフルエンザ後肺炎では要注意である． 市中発症のMRSAはクリンダマイシンが有効であることが多いが入院するような重症患者ではVCMによるempiric therapyが望ましいだろう．

（次頁につづく）

Chapter 5 ▶ 感染症を疑うときの対処 —症例提示—

[表4] つづき

	病原微生物	診療上重要な特徴
急性肺炎で重要な微生物	クレブシエラ	βラクタム耐性機構は上述のBLが最も頻度が高く，*K. pneumonia*もペニシリナーゼ（BL Class A）遺伝子を保有するためABPCに自然耐性を示す（CTRXは有効．耐性獲得がなければABPC/SBTは有効）．
	モラクセラ	COPD増悪や肺炎，急性副鼻腔炎の原因となる上気道の常在菌である．大多数はクラブシエラと同様にペニシリナーゼ遺伝子を保有するためABPCに耐性を示すことが多いとされる． グラム染色陰性双球菌（GNDC）とグラム染色所見に特徴がある．
	肺炎クラミドフィラ	高齢者施設での集団感染が問題となるが潜伏期間が3〜4週と長く，上気道炎で発症し下気道に移行する． 緩徐な発症経過（無症候性もある）のため診断されていない例が多く存在することが懸念されている．
	マイコプラズマ	マクロライド耐性株は増加傾向で以前のマクロライド投与歴がリスクファクターとなる． また耐性株でもマクロライドでの治癒が見込めるが，3日以内の解熱が得られない場合には本当に無効である可能性が高く，テトラサイクリン系，キノロン系により高い確率で解熱が得られ症状の改善や治癒が早い可能性がある[20, 21]．
	レジオネラ	その存在が発見されてからまだ40年足らずだが死亡例が多発したが故，研究が急速に進んだ病原体である． しかし現在の尿中抗原による迅速検査はニューモフィラ血清群1にしか反応しないことが多く20%前後（血清群1以外）のレジオネラ肺炎が同定できない可能性がある点に注意[22]．他の診断のポイントとしては乾性咳嗽，喫煙男性，低ナトリウム血症，高LDH，CK血症[23]．
慢性肺炎	結核	まずは疑うことが重要である．場合によっては急性肺炎を起こす他菌種との混合感染もあり得る点に注意． 疑った際には隔離できる専門施設に紹介することも重要であるが状態が良ければ外来で3日連続で喀痰検査を行う（本人は自宅待機など）ことも早期診断に繋がる重要で忘れがちなポイントである．
	NTM	近年増加傾向であり2007年以降10年で3倍近く罹患者数が増えている．9割近くが肺MAC症だが，他に*M. kansasii*も結核と類似する臨床経過であり鑑別に重要で，迅速発育菌である*M. abscessuss*も罹患者数が急激に増加しているため注意が必要である[24]． またこれらの菌は土壌・水中に存在するとされているが，家庭のシャワーヘッドにも存在し感染源となっている可能性が示唆されている[25]．
	アスペルギルス	慢性肺アスペルギルス症に対して一番感度の高い検査はアスペルギルス沈降抗体（88%）で培養検査（50%）より高い．またアスペルギルス抗原（カットオフ値1.0）は感度27%と非常に低い[26]が，BALFでの測定（カットオフ値0.4）では感度，特異度とも80%近くあり良好[27]．そして組織学的診断が診断のみならず病態把握に直結するため推奨される．

（次頁につづく）

5. Microorganisms

[表4] つづき

特殊な肺炎	ニューモシスチス	Hostの項の通り細胞性免疫不全者で注意が必要な感染症で，HIVやHTLV-1やCD4＜200/μLの状況となる原疾患や，薬剤による免疫不全（経口ステロイドや免疫抑制剤など）に注意だが分子標的治療薬・生物製剤の種類が爆発的に増えている昨今，ここ数年の薬物使用歴とその薬剤でのPCPの可能性について調べること，可能性があるようならX線でPCPの特徴をつかむのは難しいためCTを撮像し鑑別に役立てることが重要である．
	クリプトコックス	結節影を造る代表的な感染症．免疫不全が背景にある場合が多く，髄膜炎スクリーニングで腰椎穿刺を忘れずに施行したい．ステロイド使用，臓器移植，悪性腫瘍に注意が必要で，免疫正常者では無症状なことも多い．
	カンジダ	Septic emboliで肺膿瘍を造らない限り肺に感染巣を造ることは稀で，通常喀痰グラム染色でよく見かけるが口腔内常在菌であり大抵は無視してかまわない病原体である．
	CMV	B・T細胞が増殖抑制に大きな役割．固形臓器移植，骨髄移植患者で肺炎を起こすことが知られ，HIVでの肺炎発症は稀とされる．膠原病患者での頻度は不明であるが鑑別としては考える必要がある．

症例⑥

[図17]は肺結核の症例である．

活動性肺結核の90％くらいは初感染ではなく再活性化（二次性結核）であり，上のCTのようなS2およびS6（つまり上中肺野背側）に粒状影を呈するのが典型的である．

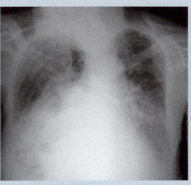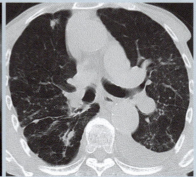

[図17] 症例⑥ 肺結核

▶ **Question 5**：マイコプラズマ感染症に特徴的な病歴，所見は何であろうか？

Answer ▶ [図18] にも記載されている通りまずは頭痛，倦怠感などの全身症状が先行し後に発熱（比較的高熱）と強い乾性咳嗽が出るのが特徴的で5日前後で肺炎像に至るためウイルス性上気道炎と間違えやすい病歴ではあるが，症状が遷延することや画像などから肺炎を疑った際には逆にマイコプラズマ（非定型肺炎）の特徴をよく表す所見となる．また近くにマイコプラズマ感染症と診断された人がいれば確率はぐっと高まるためシックコンタクトは非常に重要である．

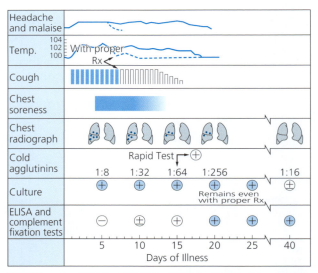

[図18] マイコプラズマ感染症の clinical course（Mandell, Douglas, and Bennett's Principles and Practice of Infectious Diseases, 8th edition, Elsevier, 2014[3] より改変）

6. 重症度診断とEmpiric Therapy（市中発症肺炎としての意識づくり）

> **Point**
> 治療の場を決定するうえではHostの免疫状態と陰影（Focus）の広がり，原因微生物（Microorganisms）を総合的に判断することが重要で，A-DROPなどのスコアのみで機械的に決めればよいわけではない．

　重症度診断は治療の場や治療薬の選択をするうえでは欠かせない診断である．そして治療の場の推奨がわかる'予後予測'スコアは様々あるが，その点数が必ずしも'重症度診断'に一致するわけではない点に注意が必要で，その症例で起きている病態をよく理解しスコアリングに加味して判断することで初めて重症度診断ができると我々は考えている．

　予後予測スコアとして，PSI，CURB-65が米国のガイドライン（IDSA/ATSのコンセンサスガイドライン）で推奨されているものだが，PSIは29個もの臨床および検査情報を用いて点数化しなければならず，非常に煩雑で忙しい日常診療において実際的ではなく，CURB-65を日本の診療に合うよう開発されたものがA-DROP［表5］である．PSIやCURB-65との比較検証でもその有用性は検証されており，本邦の成人肺炎診療ガイドラインでもこれを用いた重症度診断は強く推奨されている[5]．また米国で行われた検討でもその有用性が示されている[28]．

［表5］A-DROP（日本呼吸器学会．成人肺炎診療ガイドライン2017より）

			該当数	重症度	治療の場
A：	Age	男性70歳，女性75歳以上	0	軽症	外来治療
D：	Dehydration	BUN 21mg/dL以上，または脱水あり			
R：	Respiration	SpO_2 90%以下（PaO_2 60Torr以下）	1～2つ	中等症	外来または入院
O：	Orientation	（肺炎による）意識障害	3つ	重症	入院治療
P：	Pressure	収縮期血圧90mmHg以下	4～5つ	超重症	ICU入院

　では，A-DROPのスコアだけで満足のいく肺炎患者のマネジメントができるかというとそうではない．
　先述の米国の検証ではスコアによる入院基準を順守した時の治療失敗は4%程と報告されている[2]．しかし，この4%をスコアが決めたことだからと治療失敗

Chapter 5 ▶ 感染症を疑うときの対処 —症例提示—

を許容してしまうようでは，機械に仕事を取って代わられても文句は言えないだろう．やはり重症度判定は悩ましくも，臨床医としての実力が試される要素として総合的に考えられるようになりたい．

では実際にどのような例がスコアになじまない症例か考えてみたい．A-DROP 0 点の若年者の肺炎と A-DROP 1 点（年齢のみ）の高齢者の肺炎を比較するとわかりやすいだろう．

前者の例は先ほど Focus の項で紹介したオウム病の症例とする．年齢も 36 歳と若く，意識，血圧，酸素化や血液データにも該当項目がなく A-DROP では 0 点となるが，陰影は非常に派手である [図16]（p.128）．また後者の例では ADL フルで咳が出ているが今朝も畑仕事をし，自転車をこいで来院した 85 歳男性．全身状態は非常に良好でX線で右下肺にごくわずかに肺炎像があるかもしれない程度．A-DROP 1 点である．当院のベッドの空きは 1 つしかない．どちらを入院させた方がよいだろうか．

A-DROP 0 点の若者の方を入院が必要と判断し，A-DROP 1 点の高齢者を外来で 2, 3 日後にフォローとすることには納得頂けるだろう．確かに Host の免疫状態という観点からすると高齢は免疫不全となる有名な要素であり，そして若年者が罹患した非定型肺炎は通常軽症で済むことが期待されるが，しかし本症例での胸部 CT で認める浸潤影の広がりはすさまじいものがある．オウム病でも DIC を合併したり非常に重篤な場合があるし，まだ Microorganisms の診断がついていない初診時では劇症型マイコプラズマ肺炎も重要な鑑別となる．つまり A-DROP スコアと Host の観点からは高齢者に重きが置かれるが，Focus の広さと Exposure から想定される Microorganisms を含めて総合的に判断すると方針が逆転する場合がある．

▶1）Empiric Therapy について

本邦の肺炎診療ガイドライン（1）に記載されている内容をかいつまんで紹介する．まず抗菌薬選択をするにあたって考慮するポイントとして
①常に肺炎球菌を意識した抗菌薬選択をする．
　本邦の肺炎球菌の多くがマクロライド高度耐性株であるため市中肺炎のエンピリック治療としてマクロライド単剤は推奨されない点に注意．
②非定型肺炎には β ラクタム薬は無効であること（マクロライド，テトラサイクリンやキノロンが有効）．
③市中肺炎において β ラクタム薬にマクロライドを併用することの有用性は示さ

れていないが，ガイドラインではこれの併用を弱く推奨する（ただし細菌性肺炎を強く疑った際にはβラクタム薬単独治療を考慮する）．
④マクロライド耐性マイコプラズマでも，ある程度マクロライド系抗菌薬の有効性が示されている（［表4］(p.129)を参照）．

▶2）具体的な抗菌薬をあげると

外来治療ではβラクタマーゼ阻害薬配合のペニシリン系薬（βラクタム薬という記載ではなくセフェム系については記載がないことが注目のポイント），マクロライド系抗菌薬，キノロンについて記載がある．特にこのペニシリン系薬はアモキシシリン・クラブラン酸とスルタミシリンが，マクロライドはクラリスロマイシンおよびアジスロマイシンが提示されている．

> ▶**Question 6**：マイコプラズマ感染症は軽症が多いから全例外来でみてもよいか？

Answer ▶本項記載の通り稀ながら劇症型マイコプラズマ肺炎という病態がある．マイコプラズマ肺炎の発症には免疫反応が大きく関係しており，通常よく見る気管支肺炎パターンではHostがTh1細胞（ヘルパーT細胞の1種）主体の炎症反応を起こし形成されるとされているが，劇症型ではIL-4，IL-13やIgEを介しTh2細胞主体の炎症反応により大葉性肺炎パターンを呈するとされている．この場合には非常に重篤な呼吸不全となりうる．若年者が多いことから全身状態がよく見えてしまいがちだが，陰影の広がりやそのスピードにも注意が必要である．

7．非感染症との鑑別

 重要な非感染性の病態を理解しつつ，感染症が否定できない時には診断的治療（抗菌薬）を躊躇せず安全な診療を担保し，その経過をフォローすることが重要である．

ステロイドなど感染症の治療とは全く逆方向の治療を要するかもしれない非感染性の病態が呼吸器疾患には山ほど存在する．それを初診時に完璧に区別するこ

Chapter 5 ▶ 感染症を疑うときの対処 —症例提示—

とは肺炎が症候群であるゆえに不可能である．そこで検査結果を待ったり，時間経過をみて判断することは診断学的にも非常に重要なアプローチである．しかしその一方，感染症が原因の病態もしくは合併する病態であった場合，それを抗菌薬フリーで経過観察することは大きなリスクを伴う．細菌性肺炎における敗血症の発症は2%前後と報告され[29]，さらに非感染も疑わしいような非典型例では2，3日後のフォローであれば確かに致死的な病態に至ることは多くない印象だが，しかし抗菌薬を不必要に"温存"することで防ぐことのできた入院や症状の増悪を多く生むことになるばかりか，「抗菌薬のトライ」を結局後々行う羽目になることもよく経験する．そのため診断に時間を使いたい時でも「これが万が一細菌性肺炎であった場合には重症化，複雑化しないか」と立ち止まり，抗菌薬の使用閾値を低くすることが重要である．抗菌薬で改善を認めるようであればそれは結果として良い診療であるし，自身の診療の答え合わせができるという意味で細菌性肺炎の病像に対する理解が深まるであろう．また一般細菌をカバーした抗菌薬を処方しても増悪をきたすときには「抗菌薬不応性の肺炎」というカテゴリーでアプローチする方法がある．本章はあくまで「感染症への対処」であるため，その判断が悩ましいときの代表例を症例を通して紹介したい．

> ▶ Question 7: 肺炎と診断し抗菌薬を処方したら病状や陰影のフォローはしなくてよいか？

Answear ▶ 通常の治療効果判定としては前述の通り72時間程度が望ましい．しかし軽症かつ診断の間違いが懸念されない場合には1週間程度で病状フォローをすることもあるだろう．また，通常の肺炎であれば治療後は器質化（瘢痕化）しない限り陰影はそのほとんどが消失する．画像のフォローアップに一定の決まりや推奨はないが，施設によっては1カ月後にフォローをするところや，肺炎治療終了時もしくは2～3週間でフォローする施設もあるだろう．

それでは抗菌薬による診断的治療の重要性や治療後の陰影フォローの重要性がよくわかる症例を提示する．

7. 非感染症との鑑別

症例⑦　慢性腎臓病で維持血液透析を長年されている 70 歳男性．
　本人は自覚症状がなく近医で 2 週間前に狭心症に対しカテーテル検査を施行する際の画像検査で胸部異常影を指摘された［図19］．
　そして抗菌薬フリーで別の病院に紹介となった．おそらく無症状であったため肺炎とは考えなかったのであろう．しかし本症例は重喫煙歴があり慢性的に咳嗽，喀痰が存在する方であり症状の変化を closed に問診しないと症状経過がわからない方であった．2 度目の受診時には発熱も著明でぐったりし，陰影もさらなる広がりを見せていたため細菌性肺炎／肺膿瘍疑いで入院となり抗菌薬加療が行われ，2 週間ほどの抗菌薬治療ですっかり軽快した．このように肺炎治療が間に合ったから良かったものの，肺膿瘍（別名 necrotizing pneumonia）により不可逆的な構造破壊を起こしてもおかしくはない症例であった．そのため，これは悪性腫瘍かもしれないと鑑別の目をもつことは重要であるが，鑑別から感染症が除外できるかという視点を忘れないことのほうがより重要である（余談だが結核も鑑別である）．
　そして本症例には続きがある．肺炎治療から 1 年後に当院を発熱で受診された．その時の胸部 CT が［図20］である．
　前回他院で治療された時の CT 画像と酷似していること，および中枢側に外に凸な形状の陰影があるため肺癌による気道狭窄により肺炎を繰り返していることが疑われ，抗菌薬治療をしつつ精査を進めたところ，cT2aN2M0 StageⅢA の扁平上皮癌であることが判明した．

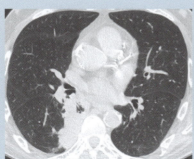
［図19］症例⑦：初診時 CT 像

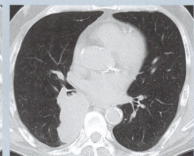
［図20］症例⑦：肺炎再発 CT 像

そこで過去に撮影されたCTを集めて検証をしてみたところ，他院では肺炎治療1カ月後のCTも撮影され，肺炎像がほとんど消失しているところまで確認されていた[図21]．

しかしよくよくみると本来末梢側であるはずの右のスライスで血管影が中枢側（左のスライス）よりも太くなっている．かつ周囲の気管支をやや圧排しており肺の結節影（悪性）も疑われる．この不自然な所見がみられたため，難しいところだが後医からみれば気管支狭窄をきたし肺炎を起こす原因として肺癌がこの当時からあったと考えられた．

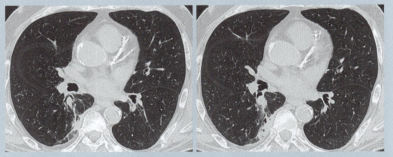

[図21] 症例⑦：肺炎から1カ月後のCTフォロー（左が頭側（中枢）で右が腹側（末梢））

他にも下記のように肺炎と鑑別を要する主な疾患を示す．これらを一気に覚えて鑑別することは難しいため，病歴や身体所見などから時間経過とその性状を読み解く力を身につけること，そして時間を診断に上手く使えるようになることが正診率を上げるうえで重要である．

【肺炎と鑑別を要する主な疾患】

- 急性〜亜急性経過をたどるもの
  COPD増悪，心原性肺水腫，肺塞栓（肺梗塞），急性過敏性肺炎，器質化肺炎/急性好酸球性肺炎，MDA5陽性皮膚筋炎，薬剤性肺障害，間質性肺炎の急性増悪，放射線性肺炎
- 慢性経過をたどるもの
  肺癌，血管炎，肺結核，非結核性抗酸菌症，無気肺，びまん性汎細気管支炎

■文献

1) Choukri F, Menotti J, Sarfati C, et al. Quantification and spread of *Pneumocystis jirovecii* in the surrounding air of patients with *Pneumocystis* pneumonia. Clin Infect Dis. 2010; 51: 259-65.

2) Mandell LA, Wunderink RG, Anzueto A, et al. Infectious Diseases Society of America/American Thoracic Society consensus guidelines on the management of community-acquired pneumonia in adults. Clin Infect Dis. 2007; 44 Suppl 2: S27-72.

3) Mandell, Douglas, and Bennett's Principles and Practice of Infectious Diseases, 8th edition, Elsevier, 2014.

4) Marrie TJ. UpTodate. Epidemiology, pathogenesis, and microbiology of community-acquired pneumonia in adults. https://www.uptodate.com/contents/epidemiology-pathogenesis-and-microbiology-of-community-acquired-pneumonia-in-adults?search=%E9%9D%9E%E5%AE%9A%E5%9E%8B%E8%82%BA%E7%82%8E&source=search_result&selectedTitle=3~78&usage_type=default&display_rank=3#H3246210997

5) 日本呼吸器学会. 成人肺炎診療ガイドライン 2017.

6) 山中友美絵, 山川英晃, 小松 茂, 他. 多彩な画像所見を呈したびまん性嚥下性細気管支炎の1例. 日呼吸誌. 2017; 6: 150-4.

7) 河野 茂. NHCAP（医療・介護関連肺炎）ガイドラインと抗菌薬使用の考え方. 日老医誌. 2012; 49: 673.

8) Shindo Y, Ito R, Kobayashi D, et al. Risk factors for drug-resistant pathogens in community acquired and healthcare-associated pneumonia. Am J Respir Crit Care Med. 2013; 188: 985-95.

9) Shindo Y, Kobayashi D, Ando M, et al. Risk factors for 30day mortality in patients with pneumonia who receive appropriate initial antibiotics an observational cohort study. Lancet Infect Dis. 2015; 15: 1055-65.

10) Arroll B, Kenealy T. Antibiotics for the common cold and acute purulent rhinitis. Cochrane Database Syst Rev. 2005; CD000247.

11) Dowell J, Pitkethly M, Bain J, et al. A randomised controlled trial of delayed antibiotic prescribing as a strategy for managing uncomplicated respiratory tract infection in primary care. Br J Gen Pract. 2001; 51: 200-5.

12) Kalil AC, Metersky ML, Klompas M, et al. Management of adults with hospital-acquired and ventilator-associated pneumonia: 2016 Clinical Practice Guidelines by the Infectious Diseases Society of America and the American Thoracic Society. Clinical Infectious Diseases. 2016; 63: e61-e111.

13) Evans AT, Husain S, Durairaj L, et al. Azithromycin for acute bronchitis:a randomised, double-blind, controlled trial. Lancet. 2002; 359: 1648-54.

14) 青木信樹, 編. JAID/JSC 感染症治療ガイドライン —呼吸器感染症—. 日本感染症学会, 日本化学療法学会 JAID/JSC 感染症治療ガイド・ガイドライン作成委員会 呼吸器感染症 WG.

Chapter 5 ▶ 感染症を疑うときの対処 ―症例提示―

15) 国立感染症研究所 感染症疫学センター. 我が国のレジオネラ症の発生動向調査における概要 2007.1.1 ～ 2016.12.31.

16) 厚生労働省検疫所 HP　https://www.forth.go.jp/useful/infectious/name/name65.html

17) https://www.niid.go.jp/niid/ja/diseases/ma/mycoplasma-pneumonia/392-encyclopedia/519-malaria.html

18) 石田　直, 橋本　徹, 有田真知子, 他. 日本呼吸器学会市中肺炎ガイドラインの検討: 細菌性肺炎と非定型肺炎の鑑別について. 日呼吸会誌. 2002; 40: 929-35.

19) Fukuyama H, Yamashiro S, Kinjo K, et al. Validation of sputum Gram stain for treatment of community-acquired pneumonia and healthcare associated pneumonia a prospective observational study. BMC Infect Dis. 2014; 14: 534.

20) 河合泰宏. マクロライド耐性マイコプラズマの疫学と抗菌薬の有効性に関する検討. 日化療会誌. 2014; 62: 110-7.

21) Miyashita N, Akaike H, Teranishi H, et al. Macrolide-resistant *Mycoplasma pneumoniae* pneumonia in adolescents and adults: clinical findings, drug susceptibility, and therapeutic efficacy. Antimicrob Agents Chemother. 2013; 57: 5181-5.

22) 国立感染症研究所. レジオネラ臨床分離株の型別レファレンスセンター活動報告として. IASR. 2013; 34: 161.

23) Miyashita N, Horita N, Higa F, et al. Diagnostic predictors of *Legionella* pneumonia in Japan. J Infect Chemother. 2018; 24: 159-63.

24) Namkoong H, Kurashima A, Morimoto K, et al. Epidemiology of pulmonary nontuberculous mycobacterial disease, Japan. Emerg Infect Dis. 2016; 22: 1116-7.

25) Gebert MJ, Delgado-Baquerizo M, et al. Ecological Analyses of Mycobacteria in Showerhead Biofilms and Their Relevance to Human Health. MBio. 2018; 9: pii: e01614-18.

26) Kohno S, Izumikawa K, Ogawa K, et al. Intravenous micafungin versus voriconazole for chronic pulmonary aspergillosis: a multicenter trial in Japan. J Infect. 2010; 61: 410-8.

27) Denning DW, Cadranel J, Beigelman-Aubry C, et al. Chronic pulmonary aspergillosis_rationale and clinical guidelines for diagnosis and management. Eur Respir J. 2016; 47: 45-68.

28) Jones BE, Jones JP, Vines CG, et al. Validating hospital admission criteria for decision support in pneumonia. BMC Pulm Med. 2014; 14: 149.

29) Campbell SG, Marrie TJ, Anstey R, et al. The contribution of blood cultures to the clinical management of adult patients admitted to the hospital with community-acquired pneumonia: a prospective observational study. Chest. 2003; 123: 1142-50.

〈根本祐宗, 青島正大〉

索引 Index

■あ行

アスペルギルス	130
アトピー咳嗽	21
意識障害	29
胃食道逆流症	21
一次結核	27
1秒量	38
医療・介護関連肺炎	111
イルネススクリプト	10
咽後膿瘍	22
陰性感情	6
院内肺炎	111
インフルエンザ桿菌	129
ウィーズ	48, 49
右傍気管線	75, 76
黄色ブドウ球菌	129

■か行

咳嗽	19
カウンセリング	21
過換気症候群	22
喀痰吸引	58
喀痰検査	87
下行大動脈左縁	74
下腿浮腫	40, 42
活性型ビタミンD	29
過敏性肺臓炎	25
仮面様顔貌	26
可溶性IL-2r	28
カルシウム製剤	29
眼瞼下垂	26
カンジダ	131
間質性肺炎	26, 37, 38, 53, 54

患者-医師関係	4
乾性咳嗽	19
肝の叩打痛	41
肝脾腫	29
感冒後咳嗽	21
感冒症候群	18
顔面浮腫	43
気管支音	48, 53
気管支音化	54
気管支結核	22
気管支喘息	25, 96
気管支軟化症	22
気管支肺炎	110
訊く技術	2
起坐呼吸	26, 36, 38
奇静脈食道線	74
喫煙関連疾患	25
気道狭窄	54
急性咳嗽	19
急性喉頭蓋炎	22
吸入ステロイド薬	58
胸鎖乳突筋	37, 38
胸部痛	47
胸膜摩擦音	59
胸肋関節炎	47
筋線維性攣縮	26
クラックル	39, 48
クリニカルパール	12
クリプトコックス	131
クレブシエラ	130
頸静脈怒張	41, 44
珪肺症	27
頸部呼吸補助筋	37, 38

141

頸部リンパ節	47
ゲシュタルト診断	10
血液検査	85
結核	130
血管内脱水	41
口腔底蜂窩織炎	22
甲状腺腫瘤	69
高炭酸ガス血症	37
誤嚥性肺炎	110
コースクラックル	55, 58
呼吸音	48, 49
呼吸機能検査	90
コミュニケーションスキル	6
コントラスト	63

■さ行

細気管支炎	110
細菌性肺炎	108
再発性軟骨炎	22
鎖骨上窩リンパ節	47
サルコイドーシス	22, 27
システムエラー	12
舌の乾燥	40
市中肺炎	111
湿性咳嗽	19
斜角筋	37
筋肉痛	47
触診	46
手掌骨間筋の萎縮	26
主要徴候	4
小学三年生J組読影法	79, 80
情報収集（力）	1, 4, 12
情報統合	12
小葉間裂	72
徐脈	39
シルエットサイン	63, 64
心因性咳嗽	21, 22

神経筋疾患	26
人工呼吸管理	58
診断エラー	1, 4
診断仮説	2
心電図	88
塵肺症	25
心拍出量	42
信頼関係	1
スクオーク	57
声音浸透の減弱	47
咳喘息	21
接線	63
遷延性咳嗽	19
喘息	20
前負荷	41, 42
早期閉鎖	10
粟粒結核	28

■た行

代謝性脳症	29
耐性菌	113
大動脈肺動脈窓	75, 76
大葉間裂	72
大葉性肺炎	110
多音性ウィーズ	57
単音性ウィーズ	56
炭酸ガス貯留	36
チアノーゼ	36
中心性チアノーゼ	44
超高齢化社会	1
聴診器	50
持ち方	52
聴診する部位	52
直観的思考	4
低アルブミン血症	42, 43
低酸素血症	36
特発性間質性肺炎	98

索 引

努力呼吸	37

■な行

二次結核	27
日内変動	26
ニューモシスチス	131
認知エラー	12
認知症	30
認知バイアス	12
寝汗	27

■は行

バイアス	10
肺炎	59, 107
肺炎球菌	129
肺炎クラミドフィラ	130
肺音	48
肺癌	27
肺気腫	25
背景因子	4
肺結核	20
肺高血圧	25, 53
肺水腫	59
肺線維症	54
肺底部のクラックル	53
肺の聴診	51
肺胞音	48
肺胞出血症候群	30
ばち(状)指	25, 44, 47
発汗	44
羽ばたき振戦	36, 37
非定型肺炎	108
被曝線量	65
びまん性肺胞出血	39
ヒューリスティクス	12
病歴聴取	3
日和見感染症	113

ファインクラックル	55, 58
副雑音	48
副鼻腔気管支症候群	21
ふくらはぎ	45
浮腫	39
フローボリューム曲線	90, 95
分析的思考	4
平臥呼吸	26
閉塞性睡眠時無呼吸症候群	26
扁桃周囲膿瘍	22
ポリフォニックウィーズ	57

■ま行

マイコプラズマ	130
マイコプラズマ肺炎	59
末梢性チアノーゼ	42
慢性咳嗽	19, 23
慢性気管支炎	21
慢性閉塞性肺疾患	96
免疫不全	115
モノフォニックウィーズ	56
モラクセラ	130
問診力	1

■や行

夜間発作性呼吸困難	26
薬剤性肺炎	30
要約	4

■ら行

ラ音	48
ランブル	47, 55
臨床推論	2
臨床的コンテクスト	2
レイノルズ数	49
レジオネラ	130
レミエール症候群	22

索 引

ロンカイ	49, 57

■欧文

ACE 阻害薬	21
A-DROP	133
AMPLE	13
BEO アプローチ	7
bland pulmonary hemorrhage	31
BLNAR	129
blurring	78
3C	10
cephalization	72
closed question	13
CMV	131
compassion	3
COPD	21, 24, 25, 37, 38
cryptic miliary tuberculosis	29
CURB-65	133
diagnostic err	4
diffuse alveolar damage	31
hot potate voice	22
Ludwig アンギーナ	22
non-judgemental	6

NTM	130
open question	13
OPQRST	13
patient engagement	4
patient presentation	4
pattern 認識	10
peribronchial cuffing	71
PSI	133
pulmonary capillaritis	31
red flag sign	22
redistribution	72
saber-sheath trachea	68, 69
semantic qualifier	9
shared decision making	6
silent chest	56
Starling 曲線	41
STSTAE	13
System 1 診断	4, 10
System 2 診断	4
UCC（unexplained chronic cough）	19
VINDICATE-P	10
vocal cord dysfunction	22

初診外来で困らない！
呼吸器内科鑑別診断スキルアップ ©

発　行	2019 年 4 月 25 日　1 版 1 刷

編集者　長　　澄　人

発行者　株式会社　中外医学社
　　　　代表取締役　青　木　　滋

　　　　〒 162-0805　東京都新宿区矢来町 62
　　　　電　　話　　(03) 3268-2701 (代)
　　　　振替口座　　00190-1-98814 番

印刷・製本 / 三和印刷 (株)　　　　＜ HI・YI ＞
ISBN978-4-498-13040-1　　　　Printed in Japan

JCOPY ＜(社)出版者著作権管理機構 委託出版物＞

本書の無断複製は著作権法上での例外を除き禁じられています．
複製される場合は，そのつど事前に，(社)出版者著作権管理機構
(電話 03-5244-5088，FAX 03-5244-5089，e-mail: info@jcopy.
or. jp) の許諾を得てください．